Martin Holtmann
Tanja Legenbauer
Dörte Grasmann

Störungen der Affektregulation

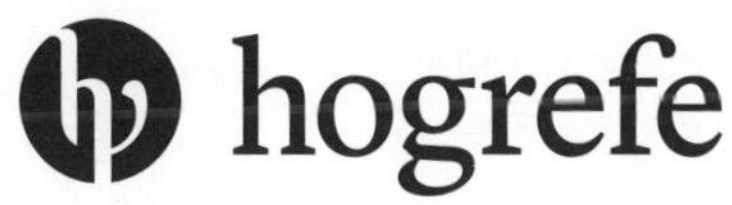

Prof. Dr. Dr. Martin Holtmann, geb. 1970. Seit 2010 Direktor der LWL-Universitätsklinik Hamm, Fachklinik für Kinder- und Jugendpsychiatrie, Psychotherapie, Psychosomatik.

Prof. Dr. Tanja Legenbauer, geb. 1973. Seit 2014 Professorin für Klinische Psychologie und Psychotherapie in der Kinder- und Jugendpsychiatrie an der LWL Universitätsklinik Hamm, Medizinische Fakultät der Ruhr-Universität Bochum.

Dr. Dörte Grasmann, geb. 1975. Seit 2011 stellvertretende Ambulanzleiterin für den Bereich Kinder und Jugendliche und wissenschaftliche Geschäftsführerin der Verhaltenstherapie-Ambulanz der Abteilung Klinische Psychologie an der Goethe-Universität Frankfurt a.M.

Bibliografische Information der Deutschen Nationalbibliothek
Die Deutsche Nationalbibliothek verzeichnet diese Publikation in der Deutschen Nationalbibliografie; detaillierte bibliografische Daten sind im Internet über http://dnb.dnb.de abrufbar.

Hogrefe Verlag GmbH & Co. KG
Merkelstraße 3
37085 Göttingen
Deutschland
Tel. +49 551 99950 0
Fax +49 551 99950 111
verlag@hogrefe.de
www.hogrefe.de

Satz: ARThür Grafik-Design & Kunst, Weimar
Druck: Media-Print Informationstechnologie, Paderborn
Printed in Germany
Auf säurefreiem Papier gedruckt

1. Auflage 2017

(E-Book-ISBN [PDF] 978-3-8409-2510-8; E-Book-ISBN [EPUB] 978-3-8444-2510-9)
ISBN 978-3-8017-2510-5
http://doi.org/10.1026/02510-000

Störungen der Affektregulation

Leitfaden Kinder- und Jugendpsychotherapie
Band 22

Störungen der Affektregulation

Prof. Dr. Dr. Martin Holtmann, Prof. Dr. Tanja Legenbauer,
Dr. Dörte Grasmann

Herausgeber der Reihe:

Prof. Dr. Manfred Döpfner, Prof. Dr. Dr. Martin Holtmann,
Prof. Dr. Franz Petermann

Begründer der Reihe:

Manfred Döpfner, Gerd Lehmkuhl, Franz Petermann

Einleitung: Grundlagen und Aufbau des Buches

Stimmungsschwankungen bei Kindern und Jugendlichen haben in den vergangenen Jahren vermehrtes Interesse gefunden. Nicht ganz trennscharf und oft überlappend werden dabei Begriffe wie emotionale Labilität, affektive Dysregulation und Stimmungsinstabilität verwandt, um ein klinisches Bild zu bezeichnen, das neben den plötzlichen und unvorhersehbaren negativen Stimmungsauslenkungen oft zusätzlich charakterisiert ist durch Reizbarkeit und Wutanfälle, hitziges Temperament und niedrige Frustrationstoleranz.

Trotziges Verhalten, Wutanfälle und Stimmungsschwankungen sind allerdings häufige entwicklungspsychologische Phänomene, die insbesondere im Vorschulalter bei einem Großteil der Kinder auftreten. Unbedingt zu vermeiden ist daher die Pathologisierung und Medikalisierung von normalen Entwicklungsphänomenen. Auf der anderen Seite sind jene Kinder und Jugendliche, die auch bei genauer Betrachtung die in den letzten Jahren vorgeschlagenen und erprobten Kriterien für eine Störung der Affektregulation („Severe mood dysregulation“) erfüllen, gekennzeichnet durch schwere Beeinträchtigungen im Alltag, ein hohes Ausmaß begleitender psychischer Störungen, eine häufige Inanspruchnahme von psychosozialen Hilfsangeboten und insbesondere durch einen sehr ungünstigen Verlauf. Es ist also berechtigt und geboten, diese Kinder und Jugendlichen mit tatsächlicher Störung der Affektregulation zu identifizieren, zu begleiten und ggf. zu behandeln, um ihnen eine gelungene Entwicklung zu ermöglichen. Der vorliegende Leitfaden ist diesem Anliegen gewidmet.

Wir begreifen die Störung der Affektregulation dabei anders als das DSM-5 nicht als eigenständige diagnostische Kategorie, sondern als *diagnoseübergreifende Symptomatik*, die im Rahmen verschiedener psychischer Störungen auftreten kann. Auch diese Konzeptualisierung muss aber für den Alltag in Klinik und Praxis handhabbar gemacht werden. Um der Unschärfe, die mit dem Begriff der gestörten Affektregulation verbunden ist, eine konkrete, nachvollziehbare Operationalisierung entgegenzusetzen, stützen wir uns daher in diesem Band auf Kriterien, die von Ellen Leibenluft und ihren Mitarbeitern 2003 für die Severe Mood Dysregulation vorgeschlagen wurden.

Das gegenwärtige Spannungsverhältnis zwischen diagnoseübergreifender Konzeption und konkreten Kriterien, die ein abgrenzbares Störungsbild suggerieren, lässt sich dabei nicht ganz auflösen und prägt auch den vorliegenden Band. Es wird aber unseres Erachtens der zurzeit noch vorläufigen Datenlage am besten gerecht. Dabei ist uns bewusst, dass sich – wie hinter vielen diagnostischen Konstrukten – auch hinter der Störung der Affektregulation verschiedene Ursachen und Konstellationen verbergen können. Die therapeutische und wissenschaftliche Arbeit der vergangenen Jahre und unser Austausch mit vielen Praktikern haben aber auch gezeigt, wie notwendig es ist, konkrete Hilfestellungen im Umgang mit Störungen der Affektregulation anzubieten.

Der Leitfaden möchte trotz der noch vielen wissenschaftlichen Unklarheiten einen praxisbezogenen, evidenzbasierten Beitrag zur Diagnostik und Therapie von Störungen der Affektregulation im Kindes- und Jugendalter leisten. Viele der Bausteine, die zum Einsatz kommen können, sind dabei in ähnlicher Form bei verwandten Störungsbildern eingesetzt und erprobt worden.

Der Band unterteilt sich in insgesamt fünf Kapitel:

1 Im ersten Kapitel wird auf den aktuellen Wissensstand hinsichtlich der Symptomatik und Klassifikation, differenzialdiagnostische Aspekte und begleitende Störungen, Pathogenese, Epidemiologie, Verlauf sowie auf Ergebnisse der Therapieforschung eingegangen. Hierbei stehen Aspekte im Vordergrund, die für die Leitlinienformulierung von besonderer Bedeutung sind.

2 Kapitel 2 stellt das Kernstück des Leitfadens dar. Hier werden ausführliche Leitlinien zur Diagnostik und zur Therapie dargestellt. Insbesondere psychotherapeutische Strategien zum Umgang mit Störungen der Affektregulation sowie die Arbeit mit den Eltern und Bezugspersonen werden umfangreich beschrieben.

3 Im dritten Kapitel werden empfehlenswerte diagnostische Verfahren und Therapieprogramme ausführlich und praxisnah vorgestellt.

4 Das vierte Kapitel enthält für den Praxisalltag hilfreiche diagnostische und therapeutische Materialien.

5 Im fünften Kapitel wird der Umgang mit Störungen der Affektregulation an beispielhaften Verhaltensanalysen („Anna hat Wut im Bauch“) und einem ausführlichen Fallbeispiel („Elisa verliert die Kontrolle“) illustriert.

Dieser Band wird durch einen kompakten Ratgeber für Eltern, Lehrer und Erzieher (Holtmann, Legenbauer & Grasmann, 2017) ergänzt. Der Ratgeber informiert über Erscheinungsformen, Ursachen, Verlauf und Behandlungsmöglichkeiten bei Störungen der Affektregulation. Er richtet sich an Eltern, Erzieher oder andere Bezugspersonen, die mit diesen Symptomen konfrontiert sind sowie an Betroffene selbst.

Hamm und Frankfurt, August 2016

Martin Holtmann, Tanja Legenbauer
und Dörte Grasmann

Inhaltsverzeichnis

1 Stand der Forschung

1.1 Historische Entwicklung des Störungsbildes

Ein klinisches Bild, das neben plötzlichen und unvorhersehbaren negativen Stimmungsauslenkungen oft zusätzlich charakterisiert ist durch Reizbarkeit und Wutanfälle, hitziges Temperament und niedrige Frustrationstoleranz, hat in den vergangenen Jahren vermehrtes Interesse gefunden. Nicht ganz trennscharf und oft überlappend werden dabei Begriffe wie Störungen der Affektregulation, emotionale Labilität, affektive Dysregulation und Stimmungsinstabilität verwandt, um diese Mischung aus trotzigem Verhalten, Wutanfällen und Stimmungsschwankungen zu beschreiben. Kinder und Jugendliche, die die in den letzten Jahren vorgeschlagenen und erprobten Kriterien für eine Störung der Affektregulation erfüllen, sind gekennzeichnet durch schwere Beeinträchtigungen im Alltag, ein hohes Ausmaß begleitender psychischer Störungen, eine häufige Inanspruchnahme von psychosozialen Hilfsangeboten und durch einen sehr ungünstigen Verlauf.

Definition

Die diagnostische und prognostische Einschätzung und die Behandlung des bunten, aber allen Klinikern vertrauten Symptomkomplexes oder Verhaltensphänotyps der gestörten Affektregulation hat seit dem Ende des 20. Jahrhunderts zu einer kontroversen Debatte geführt. Zugespitzt lautet die Frage: Sollen Kinder und Jugendliche mit chronischer Reizbarkeit und einem Mischbild aus gestörter Affekt- und Verhaltensregulation als bipolar, also manisch-depressiv, diagnostiziert und auch so behandelt werden?

Kontroverse Debatte

Auslöser der Diskussion über die Häufigkeit und das klinische Bild bipolarer Störungen vor der Adoleszenz waren die im Vergleich zu den europäischen Ländern auffällig hohen Diagnoseraten bipolarer Störungen bei Jugendlichen, aber auch kleinen Kindern in den USA. Diese Debatte ist nicht von rein akademischem Interesse, sondern hat unmittelbar Auswirkungen auf das krankheits- (oder gesundheits-)bezogene Selbstverständnis der betroffenen Patienten, die Aufklärung der Familien und die psycho- und pharmakotherapeutischen Behandlungsentscheidungen.

Einführung eines „breiten“ Phänotyps bipolarer Störung

Einen ersten Lösungsansatz zur Überwindung der Kontroverse schlugen Leibenluft et al. (2003) vor. Sie empfahlen die Unterscheidung zwischen einem „engen“ und einem „breiten“ Phänotyp bipolarer Störungen. Dabei entspricht der „enge“ Phänotyp dem klassischen Symptomkomplex einer manischen Erkrankung mit eindeutigen, *episodenhaften* Symptomen von gehobener Stimmung und Reizbarkeit, während der „breite“ Phänotyp unspezifischere chronische Symptome wie *nicht episodische* Reizbarkeit („irritability“), schnelle Stimmungsschwankungen, erhöhte Ablenkbarkeit und Aggressivität umfasst, für den die Autoren den Begriff „Severe Mood Dysregulation“ (SMD) vorschlagen. Im Deutschen hat sich für den Symptomkomplex der SMD der Begriff „affektive Dysregulation“ oder auch „Störung der Affektregulation“ durchgesetzt. Letzterer gab auch dem vorliegenden Band seinen Namen.

Vergleich von ICD-10 und DSM-5

Die Symptomatik der SMD war in den etablierten Klassifikationssystemen für psychische Störungen, der ICD und dem DSM, lange nicht angemessen abgebildet. Die Kinder, die von dieser Symptomatik betroffen sind, wurden daher treffend als „diagnostische Waisen“ bezeichnet (Carlson, 1998). Diese Überlegungen führten Anfang 2013 dazu, dass in der 5. Revison des DSM ein neues Krankheitsbild aufgenommen wurde, das unter dem Begriff Disruptive Affektregulationsstörung („Disruptive Mood Dysregulation Disorder“, DMDD) diese Symptomatik beschreibt (American Psychiatric Association, 2013; APA/Falkai et al., 2015). In der ICD ist weiterhin keine eigene Diagnose für die Symptomatik vorgesehen. In europäischen Ländern wird dieser Verhaltensphänotyp daher hilfsweise als „kompliziertes ADHS“ oder „ADHS plus“ bezeichnet oder als kombinierte Störung des Sozialverhaltens und der Emotionen, depressive Störung oder beginnende emotional-instabile Persönlichkeitsstörung klassifiziert (vgl. Kapitel 1.3). Eine Nähe der SMD-Symptomatik zum bipolaren Spektrum wird allerdings mittlerweile vermehrt kritisch gesehen.

Historische Entwicklung

Bei aller berechtigter Skepsis gegenüber vermeintlichen Modediagnosen (wie „Pädiatrische Bipolare Störung/Pediatric Bipolar Disorder“) oder neuen diagnostischen „Etiketten“ (wie SMD oder DMDD) lohnt sich ein Blick zurück in die psychiatrische Literatur. Während die Etiketten ihre Namen wechseln, bleibt festzuhalten, dass die mit ihnen bezeichnete Symptomatik keine postmoderne Erfindung oder alleinige Folge von gesellschaftlichen Veränderungen wie Medienkonsum o. Ä. ist. Vielmehr wurde schon in viel früheren Phasen der Geschichte ein gemeinsames Auftreten von mangelnder emotionaler Impulskontrolle, Unruhe und Ablenkbarkeit bei Kindern beschrieben. Manchen Personen der Zeitgeschichte werden diese Verhaltensweisen zugeschrieben, so etwa Alexander dem Großen, Dschingis Khan und Thomas Alva Edison (Resnick, 2000). Seit Ende des 19. Jahrhunderts wurden diese anekdotischen Beobachtungen von Psychiatern immer mehr systematisiert und mit unterschiedlichen diagnostischen Bezeichnungen belegt. So spielten im Laufe der Entwicklung des wissenschaftlichen Konzepts der heute als ADHS bezeichneten Symptomatik immer wieder auch die unregulierten Affekte eine Rolle. In der frühen kinderpsychiatrischen Literatur spricht etwa der englische Psychiater Maudsley (1835–1918) in seinem Lehrbuchkapitel über „Insanity of early life“ (1867) im Zusammenhang mit den „unruhigen Kindern“ auch von „affektivem Irresein“. Etwa 30 Jahre später beschreibt sein schottischer Kollege Thomas Clouston (1840–1915) „irreguläre explosive Tendenzen“ von Kindern, die an einer „übermäßigen Reaktion des Gehirns auf mentale und emotionale Reize“ leiden (Clouston, 1899; zitiert nach Warnke & Riederer, 2013, S. 6). In ihrer einflussreichen Arbeit „Hyperkinetic Impulse Disorder in Children's Behavior Problems“ führen Laufer, Denhoff und Solomons (1957, zitiert nach Warnke & Riederer, 2013, S. 13) unter den Symptomen der hyperkinetisch-impulsiven Kinder auch *irritability* (Reizbarkeit) und *explosiveness* auf. Diese Begriffe, die stark an die klinischen Beschreibungen der affektiven Dysregulation erinnern, wurden später wegen ihrer vermeintlich geringen Spezifität aus den diagnostischen Kriterien für die ADHS herausgenommen.

Exkurs: Die Kontroverse um das klinische Bild früher bipolarer Störungen

Während US-amerikanische Arbeitsgruppen bei bis zu 20% ihrer minderjährigen Patienten bipolare Störungen sehen (Biederman et al., 2005; Geller et al., 2002), werden z. B. in Deutschland bipolare Störungen vor der Adoleszenz kaum diagnostiziert und betreffen weniger als 0,5% der Diagnosen in Kliniken und Praxen (Holtmann et al., 2008). Auch andere europäische Länder berichten durchweg von niedrigen Raten an Heranwachsenden mit bipolaren Störungen (Soutullo, DelBello, Ochsner et al., 2002).

Betrachtet man die Veränderung der Diagnoseraten in den letzten 20 Jahren, so wird deutlich, dass die Prävalenzunterschiede auf einen rasanten Anstieg der Zahlen bipolar erkrankter Minderjähriger in den USA zurückzuführen sind. Zwischen 1994 und 2003 kam es dort zu einer Zunahme der ambulanten Kontakte wegen bipolarer Störungen um das 40-Fache, stationäre Behandlungen erlebten einen 4- bis 5-fachen Anstieg, bei einem gleichzeitigen Rückgang der diagnostizierten externalisierenden Störungen (Blader & Carlson, 2007; Moreno et al., 2007). Die klinische Relevanz dieser Entwicklung spiegelt sich in den deutlich gestiegenen Verschreibungszahlen von phasenstabilisierend wirkenden Antipsychotika in den USA um insgesamt 74% in den Jahren 2002 bis 2006. In Deutschland dagegen findet sich zwar ebenfalls ein Zuwachs bipolarer Diagnosen bei Jugendlichen (Holtmann et al., 2010) und eine Zunahme der Verschreibungen von Antipsychotika (Bachmann et al., 2014), jedoch auf vergleichsweise niedrigem Niveau. Möglicherweise sind diese veränderten Zahlen der Hinweis auf eine Neukonzeptualisierung diagnostischer Vorstellungen: Störungen, die „früher“ als gereizt-aggressiv oder psychotisch angesehen wurden, werden heute vielleicht teilweise als manisch-depressiv gedeutet. Insgesamt bleibt jedoch die Gesamthäufigkeit bipolarer Störungsbilder mit 0,27% aller stationären Diagnosen im Jahr 2007 und bundesweit weniger als 400 Fällen weiterhin sehr niedrig, und der Zuwachs beschränkt sich auf die Altersgruppe über 15 Jahren, im Unterschied zu den häufig in den USA diagnostizierten Kindern (Holtmann et al., 2010). Bipolare Erkrankungen bei Kindern können in Deutschland weiter als wirkliche Rarität gelten.

Gründe für unterschiedliche Prävalenzraten in Europa und den USA

Angesichts der transatlantisch vergleichbaren, stabilen Prävalenzzahlen für bipolar erkrankte Erwachsene spricht wenig dafür, dass die unterschiedlichen Prävalenzen und die Zuwachsraten bei Kindern und Jugendlichen auf tatsächliche Unterschiede zurückzuführen sind.

Mehrere Hypothesen zur Erklärung der diskrepanten Entwicklung in den USA und Europa wurden bisher aufgestellt und teilweise widerlegt. So postulieren einige Autoren, dass der höhere Gebrauch an Psychostimulanzien und Antidepressiva in den USA manische Episoden bei entsprechend veranlagten Kindern befördern könnten. Dagegen steht jedoch eine wachsende Anzahl von sorgfältigen Studien, die zeigen, dass Stimulanzien nicht die Entwicklung von bipolaren Störungen begünstigen (Galanter et al., 2003; Tillman & Geller, 2006). Eher scheinen die in den USA üblichen restriktiven Regelungen bei der Kostenerstattung durch die Krankenkassen die Tendenz eines diagnostischen „Herauf-Kodierens“ von vermeintlich „einfachen“ Störungen des Sozialverhaltens und ADHS zugunsten der als gravierender angesehenen bipolaren Störungen zu fördern, um einen Krankenhausaufenthalt zu rechtfertigen.

Höchstwahrscheinlich spielt die entscheidende Rolle jedoch die unterschiedliche diagnostische Bewertung des Mischbildes aus Stimmungsinstabilität, Reizbarkeit und Aufmerksamkeitsstörung im Kindesalter. Identische Fallvignetten, bei denen Manie als Differenzialdiagnose infrage kam, werden von Kinderpsychiatern in den USA viel häufiger als bipolare Störung eingeordnet als von britischen Kollegen (Dubicka, Carlson, Vail & Harrington, 2008).

1.2 Symptomatik

Mischbild aus depressiven Stimmungsauslenkungen, Reizbarkeit und Wutanfällen

Mit dem Begriff Störung der Affektregulation, wie er in diesem Leitfaden verstanden wird, wird ein klinisches Mischbild bei Kindern und Jugendlichen umschrieben, das neben plötzlichen und unvorhersehbaren depressiven Stimmungsauslenkungen zusätzlich gekennzeichnet ist durch Reizbarkeit und Wutanfälle, erhöhte Erregbarkeit, hitziges Temperament und niedrige Frustrationstoleranz. Viele der Kinder sind zudem schnell ablenkbar und unruhig. Das formale Denken ist immer wieder gekennzeichnet durch Gedankenrasen und Ideenflucht, die sich auch in einem erhöhten Rededrang ausdrücken können. Diese „Denkstörungen" haben manche Autoren als Ausdruck einer Nähe zu manischen Symptomen deuten wollen.

Diagnoseübergreifendes klinisches Bild

Gestörte Affektregulation: Eigenständige Störung oder diagnoseübergreifende Symptomatik? Der vorliegende Leitfaden geht davon aus, dass die Störung der Affektregulation besser nicht als eigenständige, klar abgrenzbare diagnostische Entität angesehen werden sollte, sondern als ein diagnoseübergreifendes klinisches Bild, das im Kontext verschiedener psychischer Störungen komplizierend hinzutreten kann. Dennoch muss auch diese Konzeptualisierung handhabbar gemacht werden für den Alltag in Klinik und Praxis. Um der Unschärfe, die mit dem Begriff der affektiven Dysregulation verbunden ist, eine konkrete, nachvollziehbare Operationalisierung entgegenzusetzen, stützen wir uns daher im Folgenden auf Kriterien, die von Leibenluft et al. (2003) für die Severe Mood Dysregulation vorgeschlagen wurden (vgl. Tabelle 1). Das gegenwärtige Spannungsverhältnis zwischen diagnoseübergreifender Konzeption und konkreten Kriterien, die ein abgrenzbares Störungsbild suggerieren, lässt sich dabei nicht ganz auflösen und prägt den gesamten vorliegenden Band. Es wird aber unseres Erachtens der aktuellen, notwendigerweise noch sehr vorläufigen Datenlage am besten gerecht.

Pathologisierung von Entwicklungsphänomenen vermeiden

Um eine Pathologisierung und Medikalisierung von Entwicklungsphänomenen und eine Ausweitung auf normales Verhalten zu vermeiden und einer unzulässigen Ausweitung und „Verdünnung" vorzubeugen, kommt es entscheidend darauf an, die Kriterien für die Störung der Affektregulation oder SMD sehr ernst zu nehmen, insbesondere jene mit Bezug zur Häufigkeit und Dauer der Symptomatik. Andernfalls ist über ein „up-coding" der Psychiatrisierung von normalem Verhalten Tür und Tor geöff-

Tabelle 1: Diagnostische Kriterien für „Severe Mood Dysregulation" (SMD; nach Leibenluft et al., 2003; vgl. Grimmer et al., 2010).

Einschlusskriterien	Ausschlusskriterien
– Außergewöhnlich veränderte Stimmung (v. a. Ärger und Traurigkeit) über mindestens die Hälfte eines Tages, nahezu täglich – Mindestens drei Symptome erhöhter Erregbarkeit: Schlafstörung, Ablenkbarkeit, Gedankenrasen, Unruhe, Ideenflucht, Rededrang, Aufdringlichkeit – Wutanfälle, Reizbarkeit, verbale oder körperliche Aggressivität mehr als dreimal pro Woche – Alter 7 bis 17 Jahre, Beginn der Symptomatik vor dem 12. Lebensjahr – Dauer der oben genannten Symptome mehr als 12 Monate – Beeinträchtigung in mindestens einem Funktionsbereich: Schule, Familie, Gleichaltrigengruppe	– Vorliegen eines der drei Hauptsymptome einer manischen Störung: • deutlich vermindertes Schlafbedürfnis • Größenideen, gesteigerter Selbstwert • gehobene, expansive, euphorische Stimmungslage – Die oben genannte Symptomatik zeigt klar episodischen Charakter (Dauer mehr als vier Tage) – Vorliegen einer Schizophrenie, Suchterkrankung oder Posttraumatischen Belastungsstörung

net. Copeland u. a. (2013) konnten zeigen, dass bei strikter Anwendung der Kriterien die Häufigkeit von Störungen der Affektregulation bei etwa 1 % liegt (zur Epidemiologie vgl. Kapitel 1.6).

1.3 Diagnose nach ICD-10 und DSM-5

Abbildung der Affektregulationsstörung im ICD-10

In der ICD als dem für die deutschsprachigen Länder maßgeblichen Klassifikationssystem psychischer Störungen ist die Störung der Affektregulation kein „anerkanntes" eigenständiges Krankheitsbild mit eigenem Diagnoseschlüssel. Dies wird voraussichtlich auch in der anstehenden Revision der ICD so bleiben. Daher ist mithilfe der ICD im traditionellen Sinn eine Diagnostik und Differenzialdiagnostik der Symptomatik affektiver Dysregulation nicht möglich. Ziel in der Praxis sollte es sein, mit den nach der ICD möglichen Diagnosen die Symptomatik der gestörten Affektregulation bestmöglich abzubilden und insbesondere der Komorbidität zwischen internalisierenden und externalisierenden Symptomen Beachtung zu schenken. Im deutschsprachigen Raum werden mehr als 80 % der Patienten mit Störungen der Affektregulation mit Diagnosen aus dem Spektrum der ausagierenden (disruptiven) Verhaltensstörungen klassifiziert, etwa als Hyperkinetische Störungen (mit und ohne begleitende Sozialverhaltensstörung) oder Störungen des Sozialverhaltens (mit oder ohne kombinierte emotionale Störungen) (Holtmann et al., 2008).

Die Disruptive Affektregulationsstörung im DSM-5

Im DSM-5 wurde hingegen mit der Disruptiven Affektregulationsstörung (engl. Disruptive Mood Dysregulation Disorder, DMDD) eine eigene Diagnosekategorie für Kinder, die eine schwere Störungen der Affektregulation als Hauptmerkmal aufweisen, geschaffen. Die Kriterien hierfür ähneln in weiten Teilen denen der SMD; wesentlicher Unterschied ist das Fehlen von Symptomen erhöhter Erregbarkeit bei der DSM-5-Diagnose. In europäischen Ländern wird dieser Verhaltensphänotyp hilfsweise oft als „kompliziertes ADHS" oder „ADHS plus" bezeichnet (und dann als hyperkinetische Störung diagnostiziert) oder als kombinierte Störung des Sozialverhaltens und der Emotionen, depressive Störung oder beginnende emotional-instabile Persönlichkeitsstörung klassifiziert. Die diagnostischen Kriterien für die Disruptive Affektregulationsstörung finden sich detailliert in Leitlinie 4 zur Diagnosestellung.

Sicherung der Diagnose

Störungen der Affektregulation zeigen Ähnlichkeiten und Überlappungen mit vielen anderen psychischen Störungen bei Kindern und Jugendlichen. Insbesondere um die Therapie entsprechend abzustimmen, ist deshalb eine genaue Sicherung der Diagnose unter Erwägung der verschiedenen differenzialdiagnostischen Optionen dringend geboten. Wichtig sind u.a. die Exploration der zeitlichen Reihenfolge des Auftretens von Symptomclustern (affektiv, reizbar-impulsiv) und die Beschreibung ihres Verlaufs, um zu klären, ob beispielsweise primär eine alleinige affektive Störung, eine Störung des Sozialverhaltens oder eine hyperkinetische Störung vorlag, die später Symptome einer SMD nach sich gezogen hat. In den Leitfäden (vgl. Kapitel 2) finden sich hierzu konkrete Empfehlungen und Beispiele.

1.4 Differenzialdiagnostische Aspekte und Komorbidität

Herausforderungen für die Diagnostik

Gemeinsamkeiten und Unterschiede von Störungen der Affektregulation und anderen psychischen Störungen stellen eine Herausforderung für die Diagnostik dar. Häufig sind begleitende Schlafstörungen, insbesondere ein reduziertes Schlafbedürfnis, und enthemmtes Verhalten. Auch suizidale Gedanken, Äußerungen und Handlungen sind häufiger als bei allen anderen psychischen Störungen des Kindes- und Jugendalters.

Bei genauerer Betrachtung zeigen sich bei vielen der Kinder mit Störungen der Affektregulation auch Besonderheiten im Bereich der sozialen Interaktion, etwa wenn soziale Situationen von ihnen schnell als vermeintlich feindselig oder provozierend erlebt werden und sie darauf heftig mit Ärger, Wut und Angst reagieren. Neuropsychologisch belegbar sind häufig Beeinträchtigungen exekutiver Funktionen, der kognitiven Flexibilität und der Impulskontrolle (Dickstein et al., 2007).

Abgrenzung von Bipolaren Störungen. Einige Befunde zeigen eine Überlappung von Störungen der Affektregulation mit Symptomen aus dem engeren bipolaren Formenkreis, wie erhöhte Suizidalität, reduziertes Schlafbedürfnis oder sexuelle Enthemmung (Geller et al., 2002; Holtmann et al., 2008). Vor dem Hintergrund bisher verfügbarer Befunde sollte bei der Diagnostik klassischer bipolarer Störungen bei Jugendlichen und Kindern vorrangig auf das Auftreten von abgrenzbaren Episoden mit eindeutigen Stimmungsänderungen und begleitenden Veränderungen von Kognition und Verhalten geachtet werden. Liegen derartige Episoden nicht vor, ist nach jetzigem Erkenntnisstand auch keine bipolare Störung zu diagnostizieren (Grimmer et al., 2010).

Bipolare Störungen weisen abgrenzbare Episoden auf

Allerdings zeigen Jugendliche mit bipolaren Störungen häufigere Episodenwechsel pro Jahr als betroffene Erwachsene und mehr symptomatische Tage (Birmaher et al., 2006). So wurde bei jüngeren Patienten vermehrt eine extrem kurze Zyklenfolge beschrieben und mit dem Begriff „ultra-rapid cycling" (wenige Tage anhaltende Episoden) charakterisiert (Grimmer et al., 2010). In der Adoleszenz gleicht sich die Symptomatik der des Erwachsenenalters zunehmend an.

Oppositionelle Störungen. Eine ganze Reihe der Symptome oppositioneller Störungen (nach ICD-10: Störung des Sozialverhaltens mit oppositionellem, aufsässigem Verhalten; nach DSM-5: Störung mit Oppositionellem Trotzverhalten) kommen auch bei Störungen der Affektregulation i. S. von SMD oder DMDD vor. Störungen der Affektregulation im Kindesalter gehen überzufällig häufig mit oppositionellen Störungen einher; umgekehrt sind bei oppositionellen Störungen Veränderungen der Stimmung mit ca. 15 % relativ selten (APA/Falkai et al., 2015). Im Unterschied zu oppositionellen Störungen sind für die Störungen der Affektregulation die anhaltende Veränderung der Stimmung auch zwischen Wutanfällen und die Schwere der Wutausbrüche besonders charakteristisch. Im Verlauf führen oppositionelle Störungen eher zu delinquenten, dissozialen Störungen, während die gestörte Affektregulation ein Vorläufer von Depression und Angststörungen ist (Holtmann et al., 2011).

Oppositionelle Störungen sind überzufällig häufig

Aufmerksamkeitsdefizit-/Hyperaktivitätsstörungen (ADHS) und Störungen der Affektregulation. Störungen der Affektregulation sind weder nach ICD-10 noch nach DSM-5 Kernmerkmale einer ADHS. Impulsivität ist zwar Merkmal einer ADHS, doch bezieht sie sich nicht auf eine affektive Impulsivität, sondern mehr auf Impulsivität in Denk- und Handlungsabläufen. Quer- und prospektive Längsschnittstudien zeigen jedoch, dass die Störung der Affektregulation im Kindesalter überzufällig häufig mit einer ADHS (mit und ohne begleitende Störung des Sozialverhaltens) einhergeht. Etwa 15 % bis 20 % der Kinder mit ADHS weisen eine solche erschwerende SMD-Symptomatik auf (Copeland et al., 2013; Holtmann et al., 2008; Hudziak et al., 2005).

ADHS gekennzeichnet durch Impulsivität in Denk- und Handlungsabläufen

Oppositionelle Störungen/Störungen des Sozialverhaltens. Eine der größten diagnostischen Herausforderungen besteht in der Abgrenzung von Störungen der Affektregulation von Störungen des Sozialverhaltens. Hilf-

Heterogene Störungsgruppe

reich für die Beantwortung der noch vielen offenen Fragen ist sicherlich, dass die Idee einer einheitlichen, homogenen Störung des Sozialverhaltens aufgegeben wurde und innerhalb dieser tradierten diagnostischen Kategorie nach Unterformen und Subtypen gesucht wird. Die Forschung hierzu ist noch jung, hat aber dazu geführt, dass im DSM-5 vor dem Hintergrund der idealtypischen Unterscheidung von „hot aggression" (reaktiv-impulsiv) und „cold aggression" (unempathisch, zielgerichtet-instrumentell) eine Zusatzcodierung (sog. Specifier) eingeführt wurde. Mit dem Zusatz „mit reduzierter prosozialer Emotionalität" werden Persönlichkeitsmerkmale wie Gefühlskälte und Emotionslosigkeit näher bezeichnet, die aus der Literatur als callous-unemotional traits (CU-traits) bekannt sind (Stadler, 2014). Das Konzept der „hot aggression" ist eng verwandt mit Reizbarkeit („irritability"), einem zentralen Symptom der gestörten Affektregulation. So wurde vorgeschlagen, auch die oppositionellen Störungen zu unterteilen in einen reizbaren (irritable) und einen eigensinnig-halsstarrigen (headstrong) Subtyp (Stringaris & Goodman, 2009). Manche Autoren unterscheiden zudem noch einen verletzend-schädigenden Typ (hurtful). Im Verlauf geht Reizbarkeit eher mit Depression und Angststörungen einher, während der „Headstrong"-Subtyp spätere Delinquenz vorhersagt.

Mischformen im klinischen Alltag häufig

Differenzialdiagnostisch wird im Einzelfall schwierig sein, dass alle Bemühungen um Unterformen von idealtypischen, gut abgrenzbaren Störungsbildern ausgehen, während sich im klinischen Alltag häufig Mischformen finden.

Während die Abgrenzung der Störungen der Affektregulation von den unempathischen, zielgerichtet-instrumentellen Verhaltensstörungen in der Regel gut gelingen wird, ist die Überlappung mit den reizbar-impulsiven oppositionellen Störungen schwierig und nosologisch letztlich noch nicht geklärt. Klinisch hilfreich kann es sein, bei Kindern, die häufig wütend und empfindlich sind und heftige, wiederkehrende Wutausbrüche zeigen, darauf zu achten, ob begleitend andere externalisierende Verhaltensweisen beobachtbar sind oder nicht.

Episodischer Charakter der Depression vs. chronische Reizbarkeit der Affektregulationsstörung

Depression und Störungen der Affektregulation. Kinder mit SMD haben ein größeres Risiko, im späteren Leben an einer depressiven Störung zu erkranken (Baroni et al., 2009; Holtmann et al., 2011). Insofern könnte die SMD im Sinne eines Vorläufers einer Major Depression gewertet werden. Depressive Episoden und auch dysthyme Störungen bei Kindern und Jugendlichen können zudem ähnlich wie die Störung der Affektregulation Reizbarkeit als ein Hauptmerkmal aufweisen, auch wenn dies in der ICD-10 (im Unterschied zum DSM-5) nicht Bestandteil der diagnostischen Kriterien ist. Die Unterscheidung zwischen SMD und Depression gelingt am besten aufgrund des zumeist episodischen Charakters der Depression im Gegensatz zur chronischen Reizbarkeit und anhaltenden Herabgestimmtheit bei Kindern mit SMD.

In der ICD-10 wird das gleichzeitige Auftreten von depressiven Symptomen mit ausagierenden Verhaltensweisen auch als „kombinierte Störung des Sozialverhaltens und der Emotionen“ erfasst; diese Diagnose wird häufig bei Kindern und Jugendlichen gestellt, die eine SMD-Symptomatik aufweisen (Holtmann et al., 2008).

SMD stellt Risikofaktor für späteren Substanzkonsum

Substanzmissbrauch und Störungen der Affektregulation. Suchterkrankungen treten bei Jugendlichen mit Störung der Affektregulation häufig begleitend auf; zudem stellt SMD einen Risikofaktor für späteren Substanzkonsum dar (Holtmann et al., 2011). Substanzmissbrauch und Entzugssymptome können sich ebenfalls in Symptomen äußern, die denen einer Störung der Affektregulation ähneln. Zumeist lassen die Symptome jedoch nach Abklingen der Wirkung des konsumierten Stoffes bzw. von Entzugssymptomen nach, und es lässt sich ein eindeutiger Zusammenhang zwischen dem Konsum/Entzug und der Symptomatik herstellen.

1.5 Ätiologie

Forschung steht am Anfang

Da es erst seit kurzem eine diagnostische Kategorisierung des Störungsbildes gibt, steht die Erforschung zu Entstehungsmechanismen und aufrechterhaltenden Faktoren der affektiven Dysregulation noch am Anfang. Die meisten Befunde stammen aus Studien, die Patienten mit dem Störungsbild der affektiven Dysregulation entweder über das Dysregulations-Profil der Child Behavior Checklist (CBCL-DP[1]) oder anhand der Kriterien für SMD nach Leibenluft et al. (2003) untersucht haben.

1.5.1 Genetische, familiäre und psychosoziale Faktoren

Hinweise auf genetische Einflüsse bestehen

Hinsichtlich einer möglichen genetisch bedingten Bereitschaft zur Entwicklung von Störungen der Affektregulation liegen Hinweise aus Studien vor, welche die affektive Dysregulation über das Dysregulationsprofil der CBCL (CBCL-DP) erfasst haben. Diese Studien zeigen, dass Auffälligkeiten auf den für das CBCL-DP relevanten Skalen (Ängstlich/Depressiv, Aggressivität und Unaufmerksamkeit) sich am besten als gemeinsames Ergebnis von genetischen Effekten und geteilten und nicht geteilten Umweltfaktoren erklären lassen (Hudziak et al., 2005). Nach einer Zwillingsstudie beträgt die Erblichkeit (Heritabilität) des CBCL-Profils für Mädchen .53 und für Jungen .87 (Althoff et al., 2006). Eine Studie aus dem Jahr 2011 von Mick und Kollegen hat zur Prüfung möglicher genetischer Vulnerabilität für affektive Dysregulation ebenfalls

1 Um das CBCL-DP zu erfüllen, müssen Werte über T = 70 auf den drei Skalen Aggressivität, Ängstlich/Depressives Verhalten und Unaufmerksamkeit vorliegen (vgl. bspw. Biedermann et al., 2012; Holtmann et al., 2011).

das CBCL-DP Profil in einer genomweiten Assoziationsstudie an Kindern mit ADHS untersucht. Die Autoren konnten keine genomweiten Assoziationen hinsichtlich des Profils feststellen, es ergaben sich aber Hinweise auf mögliche Kandidatengene, deren Expression mit hippocampalen Funktionen wie Lernen und Gedächtnis in Verbindung gebracht werden.

Erhöhtes Erkrankungsrisiko bei vorbelasteten Kindern

Eine bipolare Störung bei Eltern im Vergleich zu einer gesunden bevölkerungsbasierten Kontrollgruppe geht mit einem 8-fach erhöhten Risiko für eine Disruptive Affektregulationsstörung der Kinder einher (6,7 % vs. 0,8 %, Odds ratio [OR] = 8,3; Sparks et al., 2014). Das relative Risiko für die Erkrankungswahrscheinlichkeit in der Gruppe der vorbelasteten Kinder blieb auch nach Kontrolle verschiedener demografischer Einflussgrößen deutlich erhöht (OR = 5,4).

Kinder mit Störungen der Affektregulation zählen zu den psychosozial am höchsten belasteten Patienten. Störungen der Affektregulation gehen mit einer Vielzahl von familiären und psychosozialen Belastungen und Risikokonstellationen einher, insbesondere im Hinblick auf eine ungünstige Eltern-Kind-Interaktion und eine erhöhte Rate von psychischen Störungen bei den Eltern (Jucksch et al., 2011).

Trotz der spärlichen Studienlage zu genetischen und familiären Einflussfaktoren kann vorläufig angenommen werden, dass das Auftreten affektiver Dysregulation sowohl genetischen Einflüssen unterliegt als auch mit noch nicht hinreichend gut erfassten Umweltrisiken, insbesondere im familiären Kontext, einhergeht.

1.5.2 Neuropsychologische und neurobiologische Modelle der Affektregulation

Neurobiologische Grundlagen der Emotions- und Aufmerksamkeitsregulation interessant

Im Rahmen der Unterscheidung der SMD-Patienten von Patienten mit früher bipolarer Störung wurden verschiedene Studien hinsichtlich nosologischer, psychopathologischer und neurobiologischer Auffälligkeiten durchgeführt. Interessant im Zusammenhang mit dem Störungskomplex der affektiven Dysregulation scheinen insbesondere neurobiologische Auffälligkeiten zu sein, welche sich auf emotionsregulierende und aufmerksamkeitsassoziierte Prozesse beziehen.

Bottom-up Prozesse von besonderem Interesse

Wichtig sind insbesondere sog. „Bottom-up“-Prozesse, welche die Emotionsregulation unterstützen oder moderieren. Dazu gehören die Fähigkeit der Orientierung auf emotional bedeutsame Reize und die Bewertung von belohnungsrelevanten Reizen (Shaw, Stringaris, Nigg & Leibenluft, 2014). Diese beiden basalen Prozesse scheinen vor allem im noradrenerg gesteuerten hinteren Aufmerksamkeitssystem verortet zu sein, welches für die Wahrnehmung emotional bedeutsamer Reize und deren weitere

Verarbeitung zuständig ist (Phillips, Ladouceur & Drevets, 2008). Bei Gesunden geht eine intakte Informationsverarbeitung mit der Fähigkeit einher, emotional bedeutsame Reize schneller zu verarbeiten. Erste Forschungsbefunde bei SMD-Patienten zur Störung in diesen „Bottom-up"-Prozessen zeigen, dass diese Fähigkeit der Informationsverarbeitung beeinträchtigt zu sein scheint. Im Einzelnen fanden etwa Rich und Kollegen (2007) in einem Frustrationsexperiment (stressreiche Situation) eine niedrigere Ausprägung von ereigniskorrelierten Potenzialen, die als Korrelat früher Aufmerksamkeitsfunktionen gelten. Probanden mit SMD konnten ihre Aufmerksamkeit schlechter (als Kontrollpersonen und schlechter als bipolare Patienten) auf einen dargebotenen emotionalen Reiz fokussieren.

Erkennung emotionaler Gesichtsausdrücke defizitär

Auch die Fähigkeit, emotionale Gesichtsausdrücke schnell und richtig einzuordnen, wird den „Bottom-up"-Prozessen zugerechnet. Störungen in der Verarbeitung dieser sozial-emotional wichtigen Kontextreize können zu Störungen der Emotionsregulation und der sozialen Kompetenz beitragen (Ochsner, 2008). Die bisherige Forschungslage zeigt, dass es auch hier Hinweise auf Defizite bei Patienten mit affektiver Dysregulation gibt. So zeigen zwei Studien, dass sich Patienten mit SMD mit dem korrekten Erkennen emotionaler Gesichter schwerer tun als gesunde Kontrollen (Guyer et al., 2007; Kim et al., 2013). Rich und Kollegen (2008) belegen zudem, dass von SMD Betroffene einen stärkeren (intensiveren) Emotionsausdruck benötigen als gesunde Kontrollen, um die Emotionen richtig einzuordnen. Die Valenz der Emotion hatte dabei keinen Einfluss. Zudem scheinen die beschriebenen Defizite bei Patienten mit SMD mit einer verringerte Amygdalaaktivität einherzugehen (Brotman et al., 2010).

Auch die gestörte Informationsverarbeitung hinsichtlich belohnungsrelevanter Reize und kognitiver Flexibilität sind den „Bottom-up"-Prozessen der Emotionsregulation zuzuordnen. Blair et al. (2001) postuliert, dass Personen, die Schwierigkeiten haben, sich veränderten Umweltbegebenheiten anzupassen, vermehrt Frustrationen erleben. Diese Fähigkeit kann über verschiedene experimentelle Paradigmen wie bspw. den Wisconsin Card Sorting Task erfasst werden. Dabei gilt es zunächst, über Versuch und Irrtum die Reiz-Ergebniszusammenhänge zu verstehen (bspw. wann ein Verhalten belohnt wird) und seine Reaktionen darauf anzupassen. Nachdem mehrere Versuchsdurchgänge durchlaufen wurden, ändern sich ohne Vorankündigung die Reiz-Ergebniszusammenhänge und es ist erforderlich, sein Reaktionsverhalten erneut anzupassen, um weiter positive Verstärker zu erhalten. Dieser Lernvorgang wird auch als „reversal learning" bezeichnet. Die Befundlage weist dabei darauf hin, dass bei SMD-Patienten im Vergleich zu gesunden Kontrollen Defizite in der Fähigkeit, sich auf neue veränderte Reiz-Ergebnisverbindungen einzustellen, bestehen (bspw. Adleman et al., 2011; Dickstein et al., 2007; Uran & Kılıç, 2015). Bei SMD-Patienten scheint diese

SMD Patienten weisen verringerte kognitive Flexibilität auf

Schwierigkeit mit einer beeinträchtigten Funktion des inferioren frontalen Gyrus sowie des Caudatus assoziiert zu sein. Es wird vermutet, dass dies Dysfunktionen im dopaminergen System widerspiegelt, welches mit belohnungsassoziierten und feedbackabhängigem Lernen in Zusammenhang gebracht wird (Adleman et al., 2011).

Abgeflachte Reaktion auf affektive Stimuli bei Kindern mit SMD

Auffälligkeiten bestehen auch bei den sog. „Top-down"-Prozessen, welche sich vor allem auf die Aufmerksamkeitslenkung bspw. auf emotional bedeutsame Stimuli beziehen (selektive Aufmerksamkeit). So untersuchten Rich und Kollegen (2008) Kinder und Jugendliche mit bipolarer Störung, SMD und eine gesunde Kontrollgruppe hinsichtlich ihrer Fähigkeit, die Aufmerksamkeit trotz der Darbietung positiver, negativer und neutraler Störreize auf spezifische Reize zu fokussieren. Die Ergebnisse zeigen, dass Kinder und Jugendliche mit SMD deutlich weniger Interferenz bei emotionalen Distraktoren aufwiesen als Kinder und Jugendliche mit bipolarer Störung und Kontrollprobanden. Die Autoren schlussfolgerten, dass diese abgeflachte Reaktion auf emotionale Stimuli möglicherweise zur affektiven und behavioralen Dysregulation beiträgt.

Integratives Modell zur Entstehung und Aufrechterhaltung der Affektregulationsstörung

Die beschriebenen Befunde fanden Eingang in ein integratives Modell, welches die neuronalen, kognitiven und behavioralen Defizite in Verbindung setzt und damit einen Erklärungsansatz zum Verständnis der Entstehung und Aufrechterhaltung der Symptomatik der gestörten Affektregulation darstellt (vgl. Leibenluft, 2011). Dabei wird davon ausgegangen, dass aufgrund der defizitären kontext-sensitiven Regulation eine höhere Wahrscheinlichkeit bestehe, ein angestrebtes Ziel nicht zu erreichen. Dies wiederum führe zu Frustration, welche wiederum durch die dysregulierte Aufmerksamkeits-Emotions-Interaktion und die damit einhergehende gehäufte Fehlinterpretation von emotionalen Stimuli einerseits verstärkt werden, andererseits im weiteren Verlauf auch zu einer erniedrigten Schwelle für Frustrationen führe. Infolge der Schwierigkeit, die verstärkte Frustration zu regulieren, komme es zu einer gesteigerten Reizbarkeit und einer geringen Verhaltenskontrolle. (vgl. auch Abbildung 1). Das Modell bietet damit einen ersten Ansatz zum Verständnis der Störung, wobei zur Klärung der Ursachen und zur Weiterentwicklung eines ätiologischen Modells weitere Forschung zwingend notwendig ist.

Spezifische Temperamentsprofile bei SMD-Patienten identifiziert

Viele Kinder und Jugendliche mit affektiver Dysregulation weisen Besonderheiten im Temperamentsprofil auf, etwa in Form von überdurchschnittlich starkem Neugierverhalten bei gleichzeitig hoch ausgeprägter Schadensvermeidung, geringer Belohnungsabhängigkeit und Beharrlichkeit. Dieses Profil wird im Erwachsenenbereich mit Störungen im Persönlichkeitscluster B (dramatisch-emotionale Akzentuierung) in Verbindung gebracht und geht mit einer Störung der Selbstregulationsfertigkeit einher (Althoff et al., 2012).

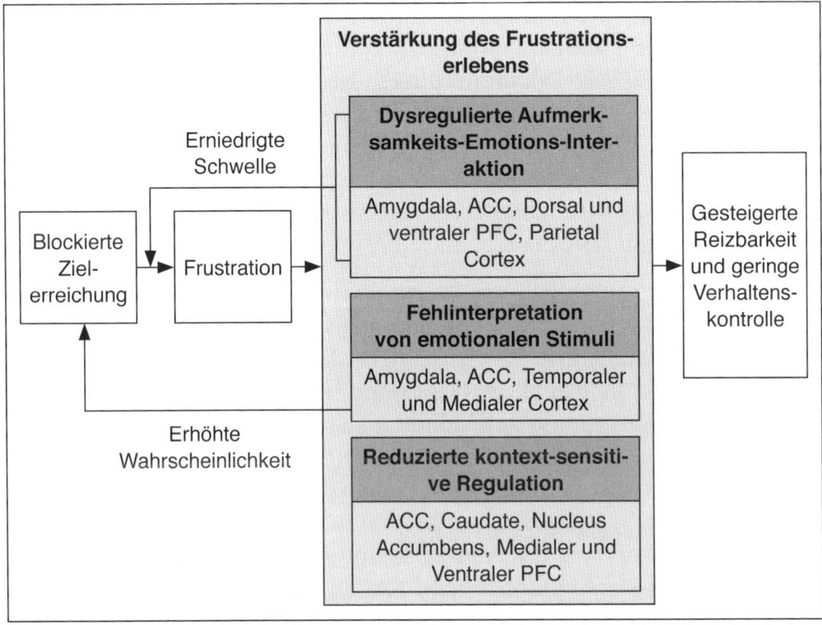

Abbildung 1: Integratives Erklärungsmodell neurobiologischer, kognitiver und behavioraler Dysfunktionen bei Kindern mit affektiver Dysregulation (in Anlehnung an Leibenluft, 2011)

1.6 Epidemiologie und Verlauf

3-Monatsprävalenz liegt bei 1 % aller Kinder und Jugendlichen

Trotziges Verhalten, Wutanfälle und Stimmungsschwankungen sind häufige entwicklungspsychologische Phänomene, während die Störung der Affektregulation nur eine kleine Gruppe von Kindern und Jugendlichen umfasst. Etwa die Hälfte aller Schulkinder haben nach Copeland et al. (2013) in einem Zeitraum von drei Monaten ausgeprägte Wutanfälle. Mehrfach wöchentlich ist dies aber nur bei etwa 6 bis 7 % der Fall. Im Vorschulalter liegt die Rate erwartungsgemäß mit ca. 80 % innerhalb von drei Monaten deutlich höher. Negative Stimmung an den meisten Tagen (etwa im Sinne von trauriger, reizbarer, depressiver oder ärgerlicher Stimmung) berichten etwa 10 % der Kinder und Jugendlichen, allerdings nur bei einem Drittel über länger als ein Jahr. Kombiniert man alle diagnostischen Kriterien für die Störung der Affektregulation nach Leibenluft (kombiniertes Symptombild, Häufigkeit, Dauer) liegt die 3-Monats-Prävalenz etwa bei 1 % aller Kinder und Jugendlichen. Deutlich häufiger betroffen sind Gruppen mit psychischer Störung: So weisen etwa 15 bis 20 % der ADHS-Patienten zusätzlich eine schwere Störung der Affektregulation auf.

Kinder mit nicht episodischer, chronischer Reizbarkeit, die die diagnostischen Kriterien einer SMD erfüllen, weisen Unterschiede zu Kindern mit episodischer Reizbarkeit auf: z. B. geht die *episodische* Reizbarkeit

Verlauf unterscheidet sich je nach chronischer vs. episodischer Reizbarkeit

mit einem gesteigerten Risiko der Entwicklung einer bipolaren Störung einher, während *chronische* Reizbarkeit die Wahrscheinlichkeit erhöht, zunächst an einer ADHS und im jungen Erwachsenenalter an einer Depression zu erkranken (Baroni, Lunsford, Luckenbaugh, Towbin & Leibenluft, 2009; Holtmann et al., 2011). Während nur 2,7 % der Eltern von Kindern mit SMD bipolar erkrankt sind, erfüllt in der Gruppe der Kinder mit episodischer Reizbarkeit ein Drittel der Eltern die Kriterien einer bipolaren Störung (Brotman et al., 2007).

Kinder mit affektiver Dysregulation stellen eine Hochrisikogruppe dar

Vor dem Hintergrund mehrerer Längsschnittstudien müssen Kinder und Jugendliche mit affektiver Dysregulation als Hochrisikogruppe für einen ungünstigen Verlauf angesehen werden (Althoff et al., 2010; Axelson et al., 2012; Holtmann et al., 2011; Stringaris et al., 2009). Wer im Grundschulalter von dem gemischten Verhaltensphänotyp aus Reizbarkeit, Wutanfällen und Stimmungsschwankungen betroffen ist, hat ein erhebliches Risiko, im jungen Erwachsenenalter an einer depressiven Störung zu leiden (aber keine Symptome einer bipolaren Störung zeigen). Zudem ist das Risiko für späteren Substanzkonsum (Alkohol, Cannabis, Nikotin) stark erhöht. Am besorgniserregendsten ist, dass keine andere klinische Gruppe im Verlauf ein so hohes Suizidalitätsrisiko (suizidale Gedanken, Impulse und Handlungen) hat.

1.7 Interventionen

Bislang nur wenige spezifische Interventionen entwickelt

Da sich das Störungsbild der affektiven Dysregulation aus den differenzialdiagnostischen Überlegungen zur frühen bipolaren Störung heraus entwickelt hat, sind therapeutische Interventionen zunächst im Bereich der Pharmakotherapie entwickelt worden. Bisher liegt nur eine Studie vor, welche ein psychotherapeutisches Behandlungsmodul zur Behandlung der primären Symptomatik affektiver Dysregulation untersucht hat. In der Praxis werden meist Bausteine zur Verbesserung der Emotionsregulation aus anderen Therapiemanualen angewandt. Beispiele für ein solches auf die Regulation von Emotionen fokussiertes Behandlungsmanual stellen etwa die Dialektisch-Behaviorale Therapie für Adoleszente (DBT-A; in der deutschen Version von Fleischhaker et al., 2006) und Ärger-Kontroll-Trainings (z. B. nach Lochman et al., 2001) dar.

Bei jüngeren Kindern Bezugspersonen in die Behandlung einbeziehen

Die aktuelle Studienlage verweist darauf, dass insbesondere bei der Behandlung jüngerer Kinder mit Problemen der Aufmerksamkeit, Hyperaktivität und Impulsivität ein Training der Bezugspersonen förderlich ist (z. B. Charach, Carson, Fox, Ali, Beckett & Lim, 2013; Lee, Niew, Yang, Chen & Lin, 2012; Zwi, Jones, Thorgaard, York & Dennis, 2011). Auf diese Weise können Veränderungen in der unmittelbaren Umgebung des Kindes vorgenommen, Bedingungen, die das Problemverhalten begünstigen, verändert und das Kind bzw. der Jugendliche zu alternativen Verhaltensweisen angeleitet werden.

1.7.1 Psychotherapeutische Ansätze

Gruppentraining für Kinder mit ADHS und affektiver Dysregulation

Aktuell liegt ein gruppentherapeutischer Ansatz zur Behandlung der SMD bei Kindern mit ADHS vor (AIM – Treatment for ADHD and Impaired Mood; Waxmonsky et al., 2013). Es handelt sich hierbei um ein neunwöchiges Gruppentraining (Dauer der Sitzungen: 105 Minuten) für Kinder zwischen sieben und zwölf Jahren und ihre Eltern. Das Programm besteht aus Modulen bereits manualisierter Ansätze. Für die Sitzungen mit den Kindern wurden Komponenten aus den Programmen von Pelham, Greiner und Gnagy (1992; STP: Summer Treatment Program), Lochman und Wells (2004; Coping Power Program) sowie Fristad, Gavazzi und Soldano (1998; MFPG: Multifamily psychoeducation groups for childhood mood disorders) miteinander kombiniert. Für die Sitzungen mit den Eltern wurden Bausteine aus den Behandlungsprogrammen von Cunningham, Bremner und Secord-Gilbert (1998; COPE: The Community parent education program) und Fristad, Gavazzi und Soldano (1998; MFPG: Multifamily psychoeducation groups for childhood mood disorders) kombiniert. Die Interventionen orientieren sich an kognitiv-behavioralen Ansätzen. In der didaktischen Umsetzung werden unterschiedliche Methoden abwechslungsreich kombiniert (z. B. Videodemonstrationen, Modellvorgaben, Rollenspiele, Übungen, Gruppendiskussionen, Kleingruppenarbeit, Arbeitsblätter, Tagebuchkarten, Verstärkerpläne). Ziele des Elterntrainings sind der Aufbau effektiver und konsistenter Erziehungsstrategien, die Verbesserung der Eltern-Kind-Beziehung und die Reduktion von Kommunikationsproblemen. In der Durchführung ist das Training so konzipiert, dass Eltern- und Kindergruppen parallel laufen. In Kapitel 3 findet sich ein detaillierter Überblick über den Ablauf des Gruppentrainings und der Inhalte sowohl der Eltern- als auch der Kindergruppe.

Randomisiert kontrollierte Studien stehen aus

Hinsichtlich der Wirksamkeit des AIM-Programms liegen bislang nur Ergebnisse einer Pilotstudie vor, an welcher sieben Familien teilgenommen haben (Waxmonsky et al., 2013). Nach den Angaben der Autoren verweisen die ersten Erfahrungen und Ergebnisse auf eine hohe Wirksamkeit und Praktikabilität in der Durchführung. Im Rahmen der Pilotstudie konnte insbesondere hinsichtlich der affektiven Symptomatik, die anhand von Fragebögen zur Erfassung einer manischen und depressiven Symptomatik erhoben wurden, sowie der globalen Befindlichkeit eine deutliche Verbesserung erreicht werden. Noch stehen jedoch randomisiert kontrollierte Studien in größeren Settings zur Bestätigung der ersten Wirksamkeitsnachweise aus.

Gruppenprogramme für Kinder mit aggressiven Verhaltensauffälligkeiten

Soziale Kompetenztrainings für Kinder mit aggressiven Verhaltensauffälligkeiten enthalten häufig auch Interventionsbausteine zur Ärgerkontrolle und Affektregulation – beispielsweise das Coping Power Program von Lochman und Wells (2004). Im deutschen Sprachraum ist das Therapieprogramm für Kinder mit aggressivem Verhalten (THAV; Görtz-

Dorten & Döpfner, 2010, vgl. Kapitel 3.11) das am besten untersuchte hauptsächlich patientenzentrierte Therapieprogramm, das auch ein Modul zur Ärgerkontrolle enthält. Auch das neu entwickelte Soziale computerunterstützte Training für Kinder mit aggressivem Verhalten (ScouT; Görtz-Dorten & Döpfner, 2016, vgl. Kapitel 3.12) enthält spezifische Komponenten zur Verbesserung der Ärgerkontrolle. Zum THAV liegen mittlerweile zwei kontrollierte Studien vor, die auch Effekte auf affektive Dysregulationen bei aggressiv auffälligen Kindern im Altern von 6 bis 12 Jahren belegen. Görtz-Dorten und Mitarbeiter (2015) belegen ausgeprägte Effekte von THAV in einem Eigenkontrollgruppendesign nicht nur auf aggressives Verhalten, sondern auch auf Störungen der Impulskontrolle im Elternurteil und im Selbsturteil im Vergleich zur Wartezeit. In einer randomisierten Kontrollgruppenstudie können Görtz-Dorten und Mitarbeiter (eingereicht) auch ausgeprägte Effekte von THAV auf aggressives Verhalten und auf Störungen der Impulskontrolle sowie auf rückzüglich-depressives Verhalten und ängstlich-depressives Verhalten der Kinder im Elternurteil im Vergleich zu einer pädagogischen Spielgruppe belegen.

1.7.2 Pharmakotherapie

Studien zur medikamentösen Behandlung sehr begrenzt

Die Störung der Affektregulation (operationalisiert als SMD) und die Disruptive Affektregulationsstörung als neue Entität im DSM sind sehr „junge" Störungsbilder. Studien zur medikamentösen Behandlung, die explizit mit Kindern und Jugendlichen unter Berücksichtigung der neu etablierten diagnostischen Kriterien durchgeführt wurden, sind daher kaum verfügbar. Auch wenn man berücksichtigt, dass die nun als SMD bezeichnete Symptomkonstellation unter anderen Begrifflichkeiten schon früher Gegenstand von klinischen Studien war, ist die Evidenzbasis weiterhin sehr begrenzt (Amaladoss et al., 2010).

Langzeitergebnisse fehlen

Für alle im Folgenden genannten Behandlungsansätze gilt, dass Langzeitdaten zu Sicherheit und Wirksamkeit bei SMD fehlen. Es bleibt zu hoffen, dass durch die Aufnahme der Disruptiven Affektregulationsstörung in das DSM-5 die Erforschung medikamentöser und psychotherapeutischer Behandlungsbausteine angestoßen wird.

Reduktion von Symptomen affektiver Dysregulation durch Atomoxetin

Offene, nicht kontrollierte Studien: Atomoxetin und Risperidon. In offenen, nicht kontrollierten Studien wurden positive Effekte von Atomoxetin auf die depressive Stimmung, Reizbarkeit und euphorische Symptome bei Kindern mit „ADHS plus" beschrieben (Wehmeier et al., 2008), sowie eine Besserung von Reizbarkeit, ADHS-Symptomen, Depressivität und Funktionsniveau durch Risperidon (in relativ hoher Dosierung von 3mg/d über acht Wochen; Krieger et al., 2011), und eine Verkürzung der Dauer von schweren Wutanfällen und „Ausrastern" bei Kindern durch eine Bedarfsmedikation mit Risperidon-Lösung (0.02 mg/kg; Carlson et al., 2010).

Die praktische Aussagekraft dieser Studien ist aber aus methodischen Gründen, insbesondere wegen der fehlenden Kontrollgruppe, sehr gering.

Aussagekraft eingeschränkt

Kontrollierte Studien: Lithium. Belastbarer sind die Ergebnisse von zwei Studien, die in einem kontrollierten Design explizit bei Kindern mit SMD durchgeführt wurden. Die erste Studie untersuchte die Effektivität von Lithium, das wegen seiner stimmungsstabilisierenden Wirkung bei bipolaren Erwachsenen, seiner Wirksamkeit als Zusatzmedikation (Augmentationsbehandlung) bei depressiven Erwachsenen und berichteter positiver Effekte auf aggressive Symptome bei Kindern als vielversprechend angesehen wurde. Zu Beginn der Studie wurden 45 Kinder mit SMD zunächst mit einem Placebo behandelt (Dickstein et al., 2009). Wegen des sehr guten Ansprechens allein auf das Placebo konnte dann aber nur gut die Hälfte der SMD-Patienten auf Lithium oder Placebo randomisiert werden; bei den wenigen randomisierten Patienten fanden sich dann im Verlauf keine Unterschiede zwischen Lithium und dem Placebo. Aufgrund dieser Studie kann Lithium nicht zur Behandlung von Störungen der Affektregulation empfohlen werden, zumal wegen des Spektrums unerwünschter Arzneimittelwirkungen, notwendiger Blutspiegelkontrollen und der fehlenden Zulassung ohnehin Zurückhaltung angezeigt ist.

Trotz positiver Ergebnisse mit Lithium ist Zurückhaltung angezeigt

Hohe Placeboeffekte sind bekannt aus Studien zu Antidepressiva bei Kindern und Jugendlichen (Placebo-Response ca. 60 % bei Kindern und 49 % bei Jugendlichen im Vergleich zu 38 % bei Erwachsenen; Weimer et al., 2013). Möglicherweise wird auch die Affektregulation von Erwartungen ähnlich stark beeinflusst.

Kontrollierte Studien: Methylphenidat. Wegweisend ist die multimodale kontrollierte Behandlungsstudie von Waxmonsky et al. (2008), in der 33 Kinder mit ADHS und begleitender SMD mit einem neunwöchigen verhaltenstherapeutischen Programm in einem tagesklinischen Setting („Sommercamp") behandelt wurden, das um eine medikamentöse Behandlung mit Methylphenidat in verschiedenen Dosierungen (3, 6 und 15 mg/kg KG) bzw. Placebo ergänzt wurde. Die Kombinationsbehandlung aus VT und Medikation zeigte sich der Kombination von VT mit Placebo überlegen, sowohl in Bezug auf die ADHS- als auch auf die SMD-Symptome in ihrer ganzen Breite (Reizbarkeit, Wutanfälle, oppositionelles Verhalten, Depressivität, Schlafprobleme). Die Ergebnisse legen nahe, dass bei Kindern mit ADHS und begleitender SMD eine Kombinationsbehandlung aus verhaltenstherapeutischen Bausteinen und Stimulanzien-Behandlung gerechtfertigt sein kann. Auch Befunde bei Erwachsenen mit ADHS und begleitender emotionaler Labilität sprechen für eine parallele Verbesserung von Symptomen beider Cluster (Skirrow et al., 2009).

Kombinationsbehandlung aus Methylphenidat und Psychotherapie gerechtfertigt bei komorbider ADHS

Auch eine sekundäre Auswertung der MTA-Studie, die oft als Goldstandard der industrie-unabhängigen Therapieforschung bei ADHS genannt wird, gibt wertvolle Hinweise auf den Stellenwert von Methylphenidat als Option bei Störungen der Affektregulation (Fernández de la Cruz et al., 2015). Methylphenidat erwies sich als wirksam in der Behandlung von Reizbarkeit bei Kindern mit ADHS und war hierbei dem verhaltenstherapeutischen Behandlungsarm überlegen (nicht aber der sog. Community Care, die aber häufig auch Medikation als Therapiebestandteil umfasste). Eine Kombinationsbehandlung aus Medikation und Verhaltenstherapie scheint auf Grundlage der Analysen am effektivsten.

Übertrag der Ergebnisse zum Einsatz von Quentiapin aus dem Erwachsenenbereich nicht ohne weiteres möglich

Quetiapin. Bei Erwachsenen mit depressiver Störung im Rahmen einer bipolaren Erkrankung (bipolare Depression) hat sich die Therapie mit dem atypischen Neuroleptikum Quetiapin (300 mg/d bis 600 mg/d) als Behandlung der ersten Wahl etabliert (DGBS e.V. und DGPPN e.V., 2012), während Antidepressiva bei der Behandlung der bipolaren Depression nicht wirksam sind (Sidor & MacQueen, 2010). Ob Quetiapin auch bei Jugendlichen mit SMD, deren Symptome (depressive Verstimmung, eingebettet in Phasen von Reizbarkeit) zu einem Teil an das klinische Bild der bipolaren Depression erinnern, hilfreich sein könnte, ist nicht untersucht. An Erwachsenen gewonnene Erkenntnisse können nicht ohne Weiteres auf das Jugendalter übertragen werden; zudem ist Quetiapin gegenwärtig für die Behandlung von Jugendlichen nicht zugelassen.

1.7.3 Chronotherapeutische Behandlung

Gesunder Schlaf ist Voraussetzung für emotionale Ausgeglichenheit

Gesunder, ausreichender Schlaf dient neben der körperlichen und geistigen Erholung und der Stärkung neu etablierter Gedächtnisinhalte (Gedächtniskonsolidierung) auch der emotionalen Verarbeitung von Erlebtem und der Emotionsregulation. Erholsamer Schlaf ist eine der Voraussetzungen von emotionaler Ausgeglichenheit – so wie umgekehrt gestörter Schlaf zu erhöhter Reizbarkeit führen kann. Schlafstörungen umfassen die sog. Arousal-Störungen und Parasomnien (Schlaftrunkenheit, Schlafwandeln, „Nachtschreck"/Pavor nocturnus, Alpträume, visuelle Halluzinationen beim Einschlafen und Aufwachen). Diese sind in aller Regel unbedenklich oder verschwinden im Laufe der Entwicklung.

Schlafprobleme mit erhöhten Raten psychischer Probleme assoziiert

Die Insomnien (Ein- und Durchschlafstörungen) hingegen bedürfen stärkerer Beachtung. Sie können Symptom psychischer Erkrankungen sein, erhöhen selbst aber auch längerfristig das Risiko für psychische Erkrankungen. So sagen Schlafprobleme in der Kindheit u.a. Angst, Depression und Aggression im jungen Erwachsenenalter vorher (Gregory et al., 2008). Besonders relevant scheint dabei der verkürzte Schlaf.

Störungen der Affektregulation gehen mit einer erhöhten Rate an Schlafstörungen einher (Legenbauer et al., 2012). Insbesondere berichten die Eltern betroffener Kinder von verkürzter Schlafdauer bzw. einem verminderten Schlafbedürfnis ihrer Kinder (Holtmann et al., 2008) und einer Verschiebung des Tag-Nacht-Rhythmus nach hinten, d.h. zu einem höheren Anteil an Abendtypen („Eulen").

Chronotherapie kann helfen, den Schlaf-Wachrhythmus zu synchronisieren

An dieser Stelle setzen chronotherapeutische Interventionen an, die auf das Wiederherstellen eines gesunden Tag-Nacht-Rhythmus und eine gute Synchronisation der „inneren Uhr" mit verschiedenen Zeitgebern zielen. Sonnenlicht am Vormittag gilt als „Zeitgeber", um über seine Wirkung auf den Melatonin-Stoffwechsel den abendlichen Schlaf anzustoßen und zu einer Re-Synchronisierung des zirkadianen Rhythmus zu führen. Ausreichend morgendliches Licht, Aufenthalte im Freien und Bewegung sowie tageszeitliche Rituale (z.B. regelmäßige Mahlzeiten, Bettgehrituale) können als basale chronotherapeutische Ansätze gelten. Sie verhelfen zu einer besseren Synchronisation der inneren und äußeren Rhythmen und begünstigen besseren Schlaf und bessere Stimmung.

Lichttherapie nebenwirkungsarme Therapiemöglichkeit

Lichttherapie. Ein chronotherapeutischer Behandlungsbaustein im engeren Sinn ist (neben der Wachtherapie/dem Schlafentzug) die morgendliche Lichttherapie. Studien zur Lichttherapie bei SMD oder Störungen der Affektregulation sind bisher nicht publiziert, aber Befunde bei anderen Störungsbildern lassen die Lichttherapie, gerade wegen ihrer guten Verträglichkeit, als denkbare Option zur Verbesserung von Schlaf, Affekt und Verhalten bei SMD erscheinen.

Morgendliche Lichttherapie mit speziellen Lampen (10.000 Lux über 30 Minuten für 2 bis 4 Wochen) ist eine wirksame Behandlung für saisonale Formen der Depression (Winterdepression) und kann darüber hinaus auch bei nicht saisonaler Depression als ergänzende Therapieoption eingesetzt werden, dann allerdings mit der Notwendigkeit einer längeren Behandlungsdauer. Lichttherapie in einer Pilotstudie an Erwachsenen mit ADHS führte nach einer Behandlungsdauer von drei Wochen zu einer verbesserten Schlafregulation, besserer Stimmung und weniger ADHS-Symptomen (Rybak et al., 2006).

Bei Jugendlichen mit Depression führt Lichttherapie zu einer besseren Schlafqualität (schnelleres Einschlafen, besseres Durchschlafen, mehr Erholung am Morgen) sowie zu einer Verschiebung der inneren Uhr zu mehr „morningness" (Morgentyp). Die verbesserte Schlafqualität und der Shift zur „morningness" sagen dabei eine Reduktion der Depression vorher (Bogen et al., 2016).

Melatonin kann zur Behandlung von Schlafstörungen eingesetzt werden

Melatonin. Eine rhythmisierende Wirkung hat auch Melatonin. Melatonin fungiert als körpereigenes Hormon als Signal für Dunkelheit und als Zeitgeber für das zirkadiane System. Die Zirbeldrüse synthetisiert nachts Melatonin, tagsüber wird die Melatoninproduktion durch Licht unterdrückt; auch das Einschalten von hellem Licht nachts blockiert die Produktion, weshalb hierauf nach Möglichkeit verzichtet werden soll. Melatonin kann insbesondere hilfreich bei Verschiebungen des Tag-Nacht-Rhythmus und dem sog. verzögerten Schlafphasensyndrom (Delayed Sleep-Phase Syndrome; DSPS) sein. Das DSPS führt zu spätem Einschlafen und Schwierigkeiten, rechtzeitig aufzustehen.

Einschlafzeit unter Melatoningabe deutlich verkürzt

In mehreren Studien konnte die Wirksamkeit und Sicherheit von abendlichen Melatonin-Gaben bei der Behandlung von Kindern und Jugendlichen mit Einschlafstörungen belegt werden (Hoebert et al., 2009; van Geijlswijk et al., 2010, 2011). Insbesondere die Einschlafzeit wird unter der Behandlung kürzer; Hinweise gibt es auch auf eine verlängerte Schlafdauer. Im Unterschied zu gängigen Schlafmitteln, die den Tiefschlaf vermindern und den Ablauf der REM-Phasen stören, erhält Melatonin die Schlafarchitektur. Es hat zudem keinen ungünstigen Einfluss auf Motorik, Kognition, Gedächtnis und Unfallneigung und hat kein Abhängigkeitspotenzial.

Für besondere Relevanz bei Störungen der Affektregulation ist, dass Kinder mit ADHS und Schlafstörungen positiv auf die Melatoningabe ansprachen (van der Heijden et al., 2007; Weiss et al. 2006). Nachbeobachtungen von bis zu dreieinhalb Jahren zeigten keine relevanten unerwünschten Wirkungen.

2 Leitlinien

2.1 Leitlinien zu Diagnostik und Verlaufskontrolle

Eine ausführliche diagnostische Abklärung der affektiven Dysregulation bildet die Grundlage für eine spezifische, auf das Kind bzw. den Jugendlichen und seine Familie hin abgestimmte Intervention. In Abhängigkeit von der Fragestellung kommen hierbei neben der Eingangsexploration, in die das Kind bzw. der Jugendliche und seine Bezugspersonen einbezogen werden, unterschiedliche psychometrische und andere Verfahren zum Einsatz. Meistens wird eine sehr komplexe Problematik, die sich in unterschiedlichen Lebensbereichen abbildet, beschrieben. Um ein umfassendes Bild über das Ausmaß der Beeinträchtigung zu erhalten, sollten daher bei der diagnostischen Abklärung auch Lehrer, Erzieher, Familienhelfer oder andere relevante Personen einbezogen werden.

Neben Kernfamilie auch weitere Bezugspersonen zur diagnostischen Abklärung heranziehen

Die Diagnostik von Störungen der Affektregulation stellt eine Herausforderung dar, weil es sich um eine Symptomatik handelt, die im Kontext unterschiedlicher Störungsbilder eine Rolle spielen kann, die aber in der im deutschen Sprachraum maßgeblichen ICD-10 nicht als eigenständige Diagnose beschrieben wird. Entsprechend müssen dimensionale Aspekte bei der Diagnosestellung besonders beachtet werden. Die große Heterogenität der Symptomatik erfordert die Berücksichtigung individueller, lerngeschichtlicher und interaktioneller Faktoren, die zur Entstehung und Aufrechterhaltung beitragen. Auf die einzelnen Aspekte, die es bei der Diagnostik zu berücksichtigen gilt, wird in den folgenden Abschnitten genauer eingegangen. Tabelle 2 bietet einen Überblick über die im Folgenden ausgeführten Leitlinien.

Dimensionale Aspekte bei der Diagnosestellung durch den störungsübergreifenden Charakter berücksichtigen

Tabelle 2: Übersicht über die Leitlinien zur Diagnostik und Verlaufskontrolle von Störungen der Affektregulation

L1	Exploration des Patienten und der Bezugspersonen
L2	Standardisierte Fragebögen und testpsychologische Untersuchung
L3	Somatisch-neurologische Diagnostik
L4	Diagnosestellung
L5	Verhaltens-, Plan- und Ressourcenanalyse
L6	Verlaufskontrolle

Darüber hinaus kann als Grundlage für die Diagnostik und Verlaufskontrolle ergänzend der Leitfaden-Band „Diagnostik psychischer Störungen im Kindes- und Jugendalter“ (Döpfner & Petermann, 2012) herangezogen werden. Zum detaillierten Vorgehen beim Erfassen begleitender aggressiver, hyperaktiv-impulsiver oder depressiver Symptome sei zudem auf die entsprechenden störungsspezifischen Leitfäden verwiesen (Döpfner, Frölich & Lehmkuhl, 2013; Ihle et al., 2012; Petermann, Döpfner & Görtz-Dorten, 2016).

2.1.1 Exploration

In Leitlinie 1 werden die Empfehlungen für die Exploration des Kindes bzw. Jugendlichen, der Bezugspersonen und in Ergänzung der Erzieher oder Lehrer formuliert. Diese Empfehlungen bauen auf den allgemeinen Explorationsleitlinien im Leitfaden „Diagnostik psychischer Störung im Kindes- und Jugendalter“ (Döpfner & Petermann, 2012) auf.

L1 Leitlinie 1: Exploration des Patienten und der Bezugspersonen

Sektion 1: Notwendige rechtliche Voraussetzungen

- Aufklärung von Kind und Eltern/Sorgeberechtigten.
- Einwilligung der Personensorgeberechtigten.
- Besonderheiten bei getrennt lebenden oder geschiedenen Eltern berücksichtigen (ggf. Klärung durch das zuständige Familiengericht).
- Schweige-, Aufklärungs- und Informationspflicht: u. a. Aufklärung über Diagnose, Prognose und geplante therapeutische Maßnahmen.
- Bei Jugendlichen, die 16 Jahre und älter sind, besteht gegenüber den Sorgeberechtigten keine Informationspflicht über die Durchführung der Therapie und es bedarf nicht ihres Einverständnisses.

Sektion 2: Explorationssetting

- Umgang mit der Sensibilität der Informationen.
- Abwägungen zum Explorationssetting (Einzel-, Eltern- oder Familienexploration?): Beginn des Gesprächs mit allen Beteiligten gemeinsam; dem Kind/Jugendlichen Raum zur Beobachtung und Gewöhnung anbieten.
- Erste Beobachtungen zu den familiären Interaktionsmustern (Informationen zur familiären nonverbalen und verbalen Kommunikation, Rollenverteilung, Dominanzverhältnisse, Wertschätzung etc.).
- Informationen zum Ablauf bei einer ambulanten Therapie.

Sektion 3: Exploration der Kernsymptomatik der gestörten Affektregulation

Erfasst wird hier das Auftreten der Kernsymptomatik affektiver Dysregulation, insbesondere Wut, Trauer, Reizbarkeit/Überempfindlichkeit, Übererregbarkeit/Hyperarousal, Insomnie, Ablenkbarkeit, Agitiertheit/körperliche Unruhe, Gedankenrasen/Gedankenflucht, Rededrang, Aufdringlichkeit:

- Vorstellungsanlass und Umstände, die zur Vorstellung führten,
- Beginn und bisheriger Verlauf der Kernsymptomatik, weitere psychische oder somatische Beschwerden,
- bisherige Bewältigungsversuche,
- bedeutsame Kompetenzen und Ressourcen zur Bewältigung,
- Kontext und Auslöser der aktuellen Problematik (z. B. Überforderung, Stresserleben, Fehlinterpretationen etc.),
- begleitende Gedanken, Bewertungen, Emotionen,
- aufrechterhaltende Faktoren,
- verhaltenssteuernde Wahrnehmungs- und Aufmerksamkeitsprozesse.

Sektion 4: Exploration begleitender Auffälligkeiten

Erfassen von begleitenden Störungen und Differenzialdiagnostik; das Augenmerk sollte vor allem gelegt werden auf
- Bipolare Störungen,
- ADHS,
- Depression,
- Schizophrenie,
- Substanzmissbrauch,
- Emotional instabile Persönlichkeitsstörung.

Sektion 5: Exploration zur Entwicklungsgeschichte des Kindes/Jugendlichen (hauptsächlich Elternexploration)

- Schwangerschaft und Geburt.
- Bewältigung der Entwicklungsmeilensteine.
- Somatische Anamnese.
- Vegetative Auffälligkeiten (Schlaf und Appetit).
- Substanzkonsum.
- Psychiatrische Anamnese.
- Kinderkrippe/-garten; Schule.
- Soziale Anamnese, Hobbys und Freizeitgestaltung.
- Erfassung besonderer Lebensereignisse.
- Bewältigungsstrategien im Umgang mit besonderen biografischen Lebensereignissen.

Sektion 6: Exploration des familiären Hintergrundes

- Familiäre Grundinformationen.
- Neuropsychiatrische und somatische Erkrankungen in der Familie.

Sektion 7: Exploration von Erziehern oder Lehrern

- Rechtliche Rahmenbedingungen.
- Exploration der Symptomatik und möglicher aufrechterhaltender Bedingungen.
- Exploration zur Bewertung und zum Umgang mit der Symptomatik.

Sektion 8: Verhaltensbeobachtung

- Erfassung der beobachtbaren Psychopathologie.
- Beobachtung der Interaktion mit den Bezugspersonen.
- Beobachtung außerhalb des Explorationssettings.

Sektion 1: Notwendige rechtliche Voraussetzungen

Rechtliche Besonderheiten bei getrennt lebenden Eltern beachten

Für die Durchführung psychotherapeutischer Maßnahmen gilt es, relevante Gesetzesgrundlagen zu berücksichtigen. So ist bei der Behandlung von minderjährigen Patienten die Einstellung aller Beteiligten zu berücksichtigen (vgl. Muster-Berufsordnung der Bundespsychotherapeutenkammer, 2007). Der Beginn der Einwilligungsfähigkeit ist an kein Mindestalter gebunden. Nach herrschender Meinung ist aber davon auszugehen, dass Minderjährige unter 14 Jahren nur in Ausnahmefällen bereits einwilligungsfähig sind. Zudem bedarf es der Einwilligung der Personensorgeberechtigten. Bei mehreren Sorgeberechtigten (in der Regel Vater und Mutter) ist dies kein Problem, wenn hinsichtlich des Behandlungswunsches Einigkeit besteht. Besonderheiten ergeben sich jedoch oft bei getrennt lebenden oder geschiedenen Eltern. Stimmt ein Elternteil der Behandlung nicht zu, bedarf es einer Klärung und Zustimmung durch das zuständige Familiengericht. Liegt die Personensorge bei einem Vormund, bedarf es der Zustimmung durch diesen. Sozialversicherte Jugendliche, die 16 Jahre und älter sind, dürfen in eigenem Namen Sozialleistungen beantragen, vorausgesetzt, sie verfügen über die behandlungsbezogene natürliche Einsichtsfähigkeit. Ab diesem Alter besteht gegenüber den Sorgeberechtigten keine Informationspflicht über die Durchführung der Therapie mehr und es bedarf nicht mehr ihres Einverständnisses. Eine ausführliche Darstellung der rechtlichen Rahmenbedingungen im Kontext der therapeutischen Arbeit mit Kindern und Jugendlichen einschließlich häufiger Sonderfälle findet sich in Claus (2015).

Sektion 2: Explorationssetting

Die Entscheidung über den angemessenen Rahmen für die erste Exploration bedarf einer individuellen Einschätzung. Hierbei sollten die Anliegen des Kindes/Jugendlichen und seiner Familie, das Alter und das Entwicklungsniveau Berücksichtigung finden.

Das erste Gespräch mit allen gemeinsam beginnen

Abwägungen zum Explorationssetting. In der Regel werden Kinder und Jugendliche zum ersten Termin von mindestens einer Bezugsperson begleitet, und es empfiehlt sich, das Gespräch mit allen Beteiligten gemeinsam zu beginnen. Auf diese Weise kann orientierend ein Ablauf für die erste Sitzung vorgeschlagen und das Prozedere mit allen abgestimmt werden. Der Kontaktaufbau gestaltet sich insbesondere bei jüngeren Kindern und bei Kindern/Jugendlichen, die keine oder kaum Behandlungseinsicht oder -motivation haben, oder sehr verunsichert oder ängstlich sind, oft schwierig. Hinzu kommt, dass die Thematisierung der herausfordernden Verhaltensweisen im Rahmen der gestörten Affektregulation von den Betroffenen oft als sehr unangenehm erlebt wird. Es kann daher hilfreich sein, das Gespräch zunächst mit den Bezugspersonen zu eröffnen und dem Kind/Jugendlichen Raum zur Beobachtung und Gewöhnung anzubieten. Gleichwohl sollte versucht werden, das Wort zunächst an das Kind/den Jugendlichen als „Hauptperson" zu richten. Die Motivation zur Mitarbeit wird sinken, wenn der Eindruck entsteht, dass die Perspektive des Kindes/Jugendlichen keine oder zweitrangige Bedeutung einnimmt.

Familiäre Interaktionsmuster

Im Rahmen einer gemeinsamen Gesprächszeit lassen sich besonders gut Beobachtungen zu den familiären Interaktionsmustern machen; dabei können auch Informationen zur familiären nonverbalen und verbalen Kommunikation, Rollenverteilung, Dominanzverhältnissen, Wertschätzung etc. gesammelt werden.

Zeit mit Jugendlichem alleine planen

Auch wenn sich ein gemeinsamer Gesprächsbeginn mit allen Beteiligten anbietet, empfiehlt es sich, im Verlauf mit dem Kind/Jugendlichen und den Bezugspersonen eine Zeit für den alleinigen Austausch einzuplanen. Machen die Kinder/Jugendlichen die Erfahrung, dass ihnen Interesse entgegengebracht wird, ihre Meinung nicht dementiert oder sanktioniert wird, fällt es ihnen oft leichter, belastende und schwierige Themen anzusprechen und ihre Sicht auf die Problematik zu formulieren. Darüber hinaus wird der Beziehungsaufbau durch einen respektvollen Umgang mit persönlichen Informationen unterstützt.

Inhaltlichen Rahmen für gemeinsame Gespräche vorgeben

Alle Beteiligten sollten dazu angehalten werden, während gemeinsamer Gespräche abzuwägen, welche Informationen in welchem Rahmen besprochen werden sollten, da nicht alle immer über alle für die Exploration relevanten Informationen in Kenntnis gesetzt werden können (z. B. Informationen zum Beziehungsstatus der Eltern, intrafamiliären Belastungsfaktoren, somatischen oder psychischen Erkrankungen in der Verwandtschaft etc.) und eine entsprechende Darlegung in einem ersten Explorationsgespräch diese verunsichern oder ängstigen könnte. Weitere hilfreiche Empfehlungen zum Vorgehen im Erstgespräch finden sich im Leitfaden „Diagnostik psychischer Störungen im Kindes- und Jugendalter" (Döpfner & Petermann, 2012).

Ggf. auch Schweigepflicht gegenüber Bezugspersonen

Schweigepflicht. Die Aufklärung über die Schweigepflicht hinsichtlich aller Aspekte und Informationen, die im Rahmen der Zusammenarbeit bekannt oder ausgetauscht werden, sollte im ersten Gespräch Priorität haben, um den Aufbau einer vertrauensvollen Zusammenarbeit zu ermöglichen. Kind/Jugendlicher und die Bezugspersonen sind hierbei nicht nur über die Schweigepflicht des Therapeuten gegenüber Außenstehenden (z. B. Schule, Jugendamt), sondern auch darüber aufzuklären, dass die Schweigepflicht bei Jugendlichen ab dem vollendeten 14. Lebensjahr ebenso gegenüber den Bezugspersonen einzuhalten ist, bzw. Jugendliche im Falle eines gemeinsamen Austausches mit den Bezugspersonen explizit um die Entbindung der Schweigepflicht gebeten werden müssen.

Die Schweigepflicht kann beispielsweise im Rahmen einer Kooperation und interdisziplinären Zusammenarbeit personengebunden schriftlich aufgehoben werden.

Unterschiedliche Grundlagen begründen Ausnahmen von der Schweigepflicht. Aufgrund der Komplexität kann an dieser Stelle nur ein Überblick gegeben werden. Auf eine differenzierte Ausführung und Berücksichtigung von Ermessensaspekten und Abwägungen sowie Ausnahmen von der Schweigepflicht wird mit dem Verweis auf die Literatur zu den Gesetzesgrundlagen an dieser Stelle verzichtet (vgl. Borg-Laufs, Gahleitner & Hungerige, 2012; Claus, 2015).

Umfassende Information des Patienten notwendig

Informationspflicht. Nach dem seit Februar 2013 gültigen Patientenrechtegesetz (Bundespsychotherapeutenkammer, 2013) müssen Patienten in verständlicher Weise bei Behandlungsbeginn über konkrete medizinische und psychotherapeutische Maßnahmen aufgeklärt werden und es muss eine wirksame Einwilligungserklärung erfolgen. Darüber hinaus sind die Patienten umfassend zu informieren, und zwar über Diagnose, Prognose, therapeutische Maßnahmen (insbesondere des eingesetzten Therapieverfahrens) sowie Maßnahmen, die während und nach der Therapie zu ergreifen sind (siehe auch § 630c BGB).

Über Behandlungsalternativen informieren

Aufklärungspflicht. Im Rahmen der Aufklärung gilt es, das Kind/den Jugendlichen über die Art, die Durchführung, zu erwartende Folgen und Risiken (z. B. zwischenzeitliche Symptomverschlechterung; siehe auch Linden & Strauß, 2013), Notwendigkeit, Dringlichkeit, Eignung sowie Prognose im Hinblick auf die Diagnose und Therapie als auch über Behandlungsalternativen aufzuklären (vgl. Bundespsychotherapeutenkammer, 2013, S. 12 f.). Insbesondere bei den Behandlungsalternativen geht es um die Aufklärung über mögliche andere psychotherapeutische Maßnahmen und um medikamentöse Behandlungsmöglichkeiten.

Beziehungsebene neben rein sachlichen Aspekten beachten

Informationen zum Ablauf bei einer ambulanten Therapie. Im Rahmen eines ambulanten Vorgehens gilt es, während der ersten Sitzungen abzuklären, ob eine klinisch bedeutsame Störung mit Krankheitswert vorliegt und eine Indikation für einen ambulante psychotherapeutische Behandlung besteht. Neben der Frage nach der Indikation ist von Bedeutung, ob eine prognostisch günstige Allianz zwischen allen Beteiligten wahrscheinlich ist. Das Kind/der Jugendliche und seine Bezugspersonen sollten über den Ablauf der probatorischen Sitzungen informiert werden. Aufgrund der oft notwendigen umfassenden diagnostischen Erhebungen (Interviews, Fragebögen etc.) weicht der Inhalt der ersten, probatorischen Sitzungen oft von den Vorstellungen und Erwartungen der Betroffenen hinsichtlich des Ablaufs einer Psychotherapie ab. Um die Motivation aufrechtzuerhalten, sollte entsprechend darauf hingewiesen werden, dass auch eine ausführliche diagnostische Abklärung zu einer Psychotherapie gehört und Basis für die weitere psychotherapeutische Arbeit darstellt.

Zudem kann erläutert werden, welche weiteren Themen und Schwerpunkte im Rahmen der Psychotherapie wahrscheinlich umfassender berücksichtigt und bearbeitet werden.

Sektion 3: Exploration der Kernsymptomatik der gestörten Affektregulation

Exploration der Umstände, die zur Vorstellung führten. Zunächst sollte erfragt werden, auf wessen Initiative die Vorstellung eines Kindes/Jugendlichen erfolgte und wer welchen Wunsch nach Veränderung formuliert. Da die Initiative oft nicht von dem betroffenen Kind/Jugendlichen ausgeht, sollte ebenfalls erfragt werden, in welcher Weise das Kind/der Jugendliche informiert wurde und was genau Inhalt der Informationen ist.

Konkret erfassen, wie sich Probleme äußern

Exploration des Vorstellungsanlasses und der aktuellen Symptomatik. Zunächst geht es um die Erfassung der Symptomatik, die Anlass zur Vorstellung gegeben hat (vgl. Tabelle 3). Hierbei stehen oft Schilderungen von Wutanfällen, einer gereizten Stimmung oder Situationen ausgeprägter Traurigkeit des Kindes/Jugendlichen im Vordergrund. Im Rahmen der Exploration sollte möglichst konkret erfasst werden, wie sich die Probleme äußern, ob sich spezifische Auslöser identifizieren lassen und ob es Unterschiede im Auftreten und in der Intensität gibt. Zur Erfassung der Kernsymptome liegt ein aus dem englischsprachigen Raum kommendes Modul des K-SADS zur Erfassung der „Severe Mood Dysregulation" vor (K-SADS – SMD-Modul; Leibenluft, Charney, Towbin, Bhangoo & Pine, 2003; Legenbauer, Ball & Holtmann, 2015; vgl. Kapitel 3.1)

Im Rahmen des Diagnostik-System für psychische Störungen nach ICD-10 und DSM-5 für Kinder- und Jugendliche (DISYPS-III; Döpfner & Görtz-Dorten, 2016) werden die Kriterien einer Disruptiven Affektregulationsstörung nach DSM-5 sowie von Störungen des Sozialverhaltens und von depressiven Störungen, die auch die Symptome von Reizbarkeit und Wutausbrüche beinhalten, im Rahmen von Interview-Leitfäden erfasst.

Auslöser für und Beginn der Symptomatik explorieren

Exploration zum Beginn und bisherigen Verlauf. Um Aufschluss über die Entwicklung und Veränderungen der Kernsymptomatik zu erhalten, sind Fragen zum Verlauf von Bedeutung: Wann genau traten die Probleme zum ersten Mal auf? Lassen sich Auslöser für den Beginn explorieren? Wie war der bisherige Verlauf? Gab es Zeiten, in denen die Symptomatik nicht zu beobachten war?

Exploration bisheriger Bewältigungsversuche. Oft werden unterschiedliche Lösungsversuche unternommen, bis eine psychiatrisch/psychotherapeutische Vorstellung erfolgt. Daher sollte nach bisherigen Institutionen, die bereits zur Unterstützung aufgesucht und Bewältigungsversuche,

Tabelle 3: Beispielfragen zur Erfassung der Kernsymptome affektiver Dysregulation

Stimmungssymptome	
Wut	Ist er/sie oft wütend? Seit wann? Wie oft? Wie lange dauern Wutanfälle? Wo tritt die Wut auf? Wie reagieren andere auf die Wut?
Trauer	Ist er/sie oft traurig? Seit wann? Wie oft? Wie lange dauert das Gefühl der Trauer an? Wo tritt die Trauer auf? Wie reagieren andere auf die Trauer?
Reizbarkeit/ Überempfindlichkeit	Ist er/sie oft reizbar? Explodiert er/sie schnell? Brüllt, schreit, wirft er/sie mit Gegenständen um sich oder gehen Dinge kaputt? Bedroht oder verletzt er/sie andere? Fühlt er/sie sich schnell bedroht oder frustriert? Was bringt ihn/sie in Rage?
Übererregbarkeit/Hyperarousal	
Insomnie	Hat er/sie Probleme einzuschlafen? Wacht er/sie nachts auf? Wacht er/sie morgens früher auf, als er/sie muss? Wie oft passiert das? Wie lange dauern Wachzeiten an? Was beschäftigt ihn/sie?
Ablenkbarkeit	Hat er/sie Schwierigkeiten, bei einer Sache zu bleiben? Führt er/sie begonnenen Tätigkeiten nicht zu Ende? Lässt er/sie sich leicht ablenken? Hat er/sie Probleme, aufzupassen (z. B. in der Schule)?
Agitiertheit/ Körperliche Unruhe	Fällt es ihm/ihr schwer, sitzen zu bleiben? Muss er/sie ständig in Bewegung sein oder Bewegungen mit den Fingern, Händen oder Beinen machen?
Gedankenrasen/ Gedankenflucht	Gibt es das Gefühl, dass Gedanken rasen oder zu viele Gedanken im Kopf sind, bzw. treten mehrere Gedanken gleichzeitig auf? Kann er/sie die Gedanken unterbrechen? Wie ist die Stimmung während des Gedankenrasens?
Rededrang	Redet er/sie sehr schnell und viel? Kann er/sie manchmal nicht gestoppt werden? Gibt es Schwierigkeiten, ihn/sie deshalb zu verstehen?
Aufdringlichkeit	Unterbricht er/sie andere oft? Kommt er/sie anderen körperlich zu nahe? Beschweren sich andere darüber?

Erfassung von Kompetenzen und Ressourcen nicht vernachlässigen

die unternommen wurden, gefragt werden. Hierbei geht es auch um die Erfassung bedeutsamer Kompetenzen und Ressourcen, die das Kind/der Jugendliche im Umgang mit den Problemen anwendet. Häufig zeigen sich bei Kindern/Jugendlichen mit Störungen der Affektregulation auch Probleme der Stressbewältigung.

Exploration bedeutsamer Kompetenzen und Ressourcen zur Bewältigung. Über die Exploration von Strategien im Umgang mit Stress können sich wichtige Hinweise zu auslösenden und aufrechterhaltenden Faktoren und hilfreichen Kompetenzen ergeben, die es zu stärken oder aufzubauen gilt. Um einen Einblick in die familiären Ressourcen zu erhalten, können darüber hinaus auch Fragen zu Modellen und zum Umgang mit Emotionen hilfreich sein.

Um die Ziele für die Therapie festzulegen und somit einen erwünschten Soll-Zustand zu formulieren, ist es zunächst notwendig, möglichst konkret die aktuellen Probleme (Ist-Zustand) herauszuarbeiten und zu analysieren (siehe Kasten 1).

Kasten 1: Hilfreiche Fragen zur Analyse der aktuellen Probleme

- Wo tritt das Problemverhalten auf?
- Wie lässt sich die konkrete Situation, in der das Problemverhalten auftritt, beschreiben?
- Gibt es Auslöser, die ein Auftreten des Problemverhaltens wahrscheinlich machen?
- Wie lässt sich das beobachtbare Verhalten konkret beschreiben (z. B. Motorik, Gestik, Mimik, verbale Äußerungen)?
- Welche Gedanken, Bewertungen gehen mit dem Problemverhalten einher?
- Welche Emotionen oder physiologischen Reaktionen gehen mit dem Problemverhalten einher?
- Insbesondere bei Kindern und Jugendlichen mit einer guten Selbstreflexionsfähigkeit ist es wertvoll auch relevante und verhaltenssteuernde Wahrnehmungs- und Aufmerksamkeitsprozesse herauszuarbeiten.

Um zu verstehen, weshalb ein erwünschter Soll-Zustand bislang nicht erreicht werden konnte, sind Teilprobleme zu analysieren, die zur Aufrechterhaltung der aktuellen Problematik beitragen. Hierbei können sowohl störungsbezogen Bedingungs- oder Verhaltensanalysen des Problemverhaltens als auch prozessbezogene Motivations- oder Beziehungsanalysen von Bedeutung sein. Zu berücksichtigen sind individuell sehr unterschiedliche Gründe, die zum Problemverhalten beitragen können. Entsprechend sollten in der Exploration gezielt subjektive oder objektive Faktoren (z. B. Überforderung, Stresserleben, Fehlinterpretationen etc.) berücksichtigt werden (vgl. auch Tabelle 4).

Diskrepanz in der Wahrnehmung zwischen Betroffenen und Angehörigen

Nicht selten werden die Probleme von den Beteiligten sehr diskrepant beschrieben, haben die Kinder/Jugendlichen keinen oder kaum Leidensdruck, nehmen sie die durch andere beschriebenen Probleme weniger oder anders wahr und werden keine Veränderungswünsche oder Therapieziele formuliert. Erschwerend kann auch sein, wenn die Ursachen für die Probleme durch die Bezugspersonen ausschließlich dem Kinde/Jugendlichen zugeschrieben werden und eigene ungünstige bzw. aufrechterhaltende Verhaltensweisen (z. B. ein inkonsistenter Umgang mit dem Problemverhalten) nicht wahrgenommen oder bagatellisiert werden. Um die Behandlungsmotivation auf beiden Seiten zu stärken, gilt es, die Perspektive aller Beteiligten zu berücksichtigen und sorgsam abzuwägen, wer in welcher Weise in den Therapieprozess eingebunden werden sollte. Die Formulierung der Therapieziele sollte sich an den Wünschen und Anliegen des Patienten und der Bezugspersonen orientieren. Insbesondere

Tabelle 4: Hilfreiche Fragen zum Kontext und Verlauf von Störungen der Affektregulation

Konkrete Ausprägung der Symptome	– Wie machen sich die Störungen der Affektregulation auf der physiologisch-vegetativen Ebene, auf der kognitiven, emotionalen oder auf der Verhaltensebene (z. B. verbal, nonverbal, motorisch) bemerkbar?
Auslöser/Trigger/ Verstärker	– Gibt es typische Situationen, in denen das Verhalten häufiger auftritt (z. B. Leistungskontrollen, Abweichungen von Routinen)? – Gibt es typische Gefühlszustände, die identifiziert werden können (z. B. Gefühl der Provokation, Gefühl der Benachteiligung)? – Gibt es typische Bewertungsmuster, die identifiziert werden können (z. B. „Keiner mag mich", „Alle sind gegen mich")? – Gibt es typische Körpersignale, die identifiziert werden können (z. B. Anspannung, verengter Blick)?
Unterschiede in Auftreten und Intensität	– Gibt es eine/n oder mehrere Person/en oder Kontext/e, durch die das Verhalten verstärkt oder reduziert wird? – Ergeben sich starke Schwankungen/Unregelmäßigkeiten im Auftreten?
Bisheriger Verlauf	– Seit wann bestehen die Probleme? Wie lässt sich der bisherige Verlauf skizzieren (z. B. kontinuierliche Steigerung, Phasen der Unterbrechung)?
Externe Bewältigungsversuche	– Wer wurde bislang aufgesucht und mit welchem Ergebnis? – Welche Lösungsversuche wurden im Familienalltag unternommen und mit welchem Ergebnis? – Wie wurde bislang mit den Symptomen der affektiven Dysregulation (insbesondere Reizbarkeit, Wutausbrüche) umgegangen (z. B. Beruhigung, Ignorieren, Formulierung und Umsetzung von Konsequenzen)? – Welche Strategien waren erfolgreich/nicht erfolgreich?
Strategien im Umgang mit den Problemen	– Welche adaptiven Strategien der Emotionsregulation zeigt das Kind/der Jugendliche (z. B. problemorientiertes Handeln, Akzeptieren, kognitives Problemlösen)? – Welche maladaptiven Strategien der Emotionsregulation zeigt das Kind/der Jugendliche (z. B. aggressives Verhalten, Rückzug, Selbstabwertung)?
Modelle für das Verhalten und Umgang mit Gefühlen innerhalb der Familie	– Hat das Kind/der Jugendliche Modelle für sein Verhalten? – Wie wird in der Familie mit Gefühlen der Wut, Trauer, Angst umgegangen? – Wird in der Familie über Gefühle gesprochen? – Werden Verhaltensfeedbacks gegeben?

bei einer fehlenden Behandlungsmotivation oder mangelnden Einsicht in die Notwendigkeit einer Mitarbeit erfordert dies oft zunächst eine Commitment-Phase, in der das Kind/der Jugendliche/die Bezugspersonen für die Vorteile von Veränderungen sensibilisiert und eine aktive Bereitschaft zur Mitarbeit entwickelt werden muss.

Analyse der Problembereiche. Bereits aus der oben beschriebenen Problemanalyse ergeben sich erste Hinweise auf die Bereiche, in der das Problemverhalten auftritt. Neben dem familiären Umfeld ist es jedoch auch ratsam, nach dem Auftreten in anderen Lebensbereichen (Kindergarten, Schule Hort, Verein, Peer etc.) zu fragen. Hierzu ist es gegebenenfalls sinnvoll, weitere Informationen durch Dritte einzuholen.

Hilfreiche Materialien:

- Die Diagnose der Severe Mood Dysregulation kann mithilfe des SMD-Moduls des *K-SADS* gestellt werden (K-SADS – SMD-Modul; Legenbauer, Ball & Holtmann, 2015; Leibenluft et al., 2003; vgl. Kapitel 3.1).
- Das *Diagnostik-System für psychische Störungen nach ICD-10 und DSM-5 für Kinder und Jugendliche* (*DISYPS-III*; Döpfner & Görtz-Dorten, 2016) erfasst im Rahmen von Interview-Leitfäden die Kriterien einer Disruptiven Affektregulationsstörung nach DSM-5.

Sektion 4: Exploration begleitender Auffälligkeiten

Gesamtsymptomatik und Komorbiditäten beachten

Sehr häufig tritt die Störung der Affektregulation zusätzlich zu weiteren psychischen Störungen auf oder sie wird durch weitere Probleme und somatische Beschwerden begleitet. Um diese in der Behandlung zu berücksichtigen, sollte eine entsprechende Exploration bereits zu Beginn der Behandlung erfolgen. Psychopathologische Auffälligkeiten, wie sie beispielsweise im Rahmen einer ADHS, einer manischen Symptomatik (z.B. übertriebenes Selbstbewusstsein, gehobene Stimmung, Größenwahn, Zerstreutheit, exzessive Tätigkeiten, die höchstwahrscheinlich negative Folgen haben, etc.), einer depressiven Symptomatik (z. B. verminderter Antrieb, Freudlosigkeit, Interessenverlust, Selbstwertprobleme, Suizidgedanken etc.) oder einer posttraumatischen Belastungsstörung (z.B. Flashbacks, Intrusionen, Alpträume, erhöhte Schreckhaftigkeit, Hypervigilanz etc.) auftreten, geben Aufschluss über die Gesamtsymptomatik und Komorbiditäten, die bei der Behandlung berücksichtigt werden müssen.

Einsatz klinisch-strukturierter Interviews

Eine systematische Erfassung komorbider Störungen gelingt z.B. mit strukturierten Befundsystemen (CASCAP-D: Döpfner et al., 1999; Marburger Symptom Rating: Mattejat & Remschmidt, 2010) oder durch klinische Interviews, die sich an den Diagnosekriterien gängiger Klassifikationssysteme psychischer Störungen orientieren (vgl. Kasten Hilfreiche Materialien). Um eine Einschätzung über den Schweregrad zu erhalten, sollte bei der Erhebung auch nach der Häufigkeit des Auftretens, der Dauer des Bestehens, der Beeinträchtigung in unterschiedlichen Lebenskontexten (Familie, Gleichaltrige, Schule etc.) gefragt werden.

Kriterien einer bipolaren Störung nicht für Jugendliche modifiziert

Abgrenzung zu bipolaren Störungen. Einige Befunde zeigen eine Überlappung von Störungen der Affektregulation mit Symptomen aus dem engeren bipolaren Formenkreis, wie erhöhte Suizidalität, reduziertes Schlafbedürfnis oder sexuelle Enthemmung (Geller et al., 2002; Holtmann et al., 2008; vgl. auch Kasten 2). Im Einzelfall ist es daher notwendig, genaue differenzialdiagnostische Überlegungen anzustellen. Die Diagnose einer manischen Episode bzw. einer bipolaren (manisch-depressiven) Störung erfolgt bei Kindern und Jugendlichen bisher nach denselben Kriterien wie für Erwachsene.

Kasten 2: Merkmale für eine manische Episode

- Gehobene Stimmung, Reizbarkeit.
- Gesteigerte Gesprächigkeit, Rededrang.
- Ideenflucht.
- Verlust normaler sozialer Hemmungen, altersinadäquate Kritiklosigkeit.
- Vermindertes Schlafbedürfnis.
- Überhöhte Selbsteinschätzung.
- Erhöhte Ablenkbarkeit.
- Gesteigerte Libido.
- Ggf. Halluzinationen und Wahn (Größenwahn).

Differentialdiagnostisch ist v.a. der episodische Charakter der bipolaren Störung zu beachten

Die Unterscheidung zwischen der SMD und der klassischen bipolaren Erkrankung, die mit maniespezifischen Symptomen, wie z.B. Größenideen oder euphorischer Stimmungslage, einhergeht, gelingt am besten anhand der Beobachtung des zeitlichen Verlaufs: Die bipolare Erkrankung verläuft episodisch, während die SMD eine chronische psychische Störung ist. Daher sollte bei der Diagnostik bipolarer Störungen bei Jugendlichen und Kindern vorrangig auf das Auftreten von abgrenzbaren Episoden mit eindeutigen Stimmungsänderungen und begleitenden Veränderungen von Kognition und Verhalten geachtet werden. Die Eltern sollten gefragt werden nach einem Zeitraum, in dem die Stimmung, das Verhalten und ggf. die Kognitionen ihres Kindes begannen, sich zu verändern. Liegen derartige Episoden nicht vor, ist nach jetzigem Erkenntnisstand auch keine bipolare Störung zu diagnostizieren (Grimmer et al., 2010).

Klassische Bipolare Störung im Kindes- und Jugendalter sehr selten

Weitere Merkmale, die eine Unterscheidung erlauben, sind das Vorhandensein von eindeutig gehobener Stimmung und von Größenideen im Rahmen der Manie. Die klassische bipolare Störung ist im Kindesalter fast nicht existent und im frühen Jugendalter selten, während es sich bei der SMD vermutlich umgekehrt verhält.

Da Jugendliche mit bipolaren Störungen häufigere Episodenwechsel mit z.T. nur wenige Tage anhaltenden Episoden zeigen als betroffene Erwachsene, ist bei der Exploration auch nach der Zyklenfolge und -dauer zu fragen.

Oppositionelle Störungen. Eine große Herausforderung stellt die diagnostische Unterscheidung von nicht-episodischer Reizbarkeit mit Wutanfällen von oppositionellen Störungen dar. Eine ganze Reihe der Symptome oppositioneller Störungen (nach ICD-10: Störung des Sozialverhaltens mit oppositionellem, aufsässigem Verhalten; nach DSM-5: Störung mit Oppositionellem Trotzverhalten) kommen auch bei Störungen der Affektregulation i. S. von SMD oder DMDD vor. Störungen der Affektregulation im Kindesalter gehen überzufällig häufig mit oppositionellen Störungen einher; umgekehrt sind bei oppositionellen Störungen Veränderungen der Stimmung mit ca. 15 % relativ selten (APA/Falkai et al., 2015).

Starke Überlappung von oppositionellen Verhaltensstörung und Affektregulationsstörung

Im Unterschied zu oppositionellen Störungen sind für die Störungen der Affektregulation die anhaltende Veränderung der Stimmung auch zwischen Wutanfällen und die Schwere der Wutausbrüche besonders charakteristisch. Wesentlich ist auch die Unterscheidung reaktiv-impulsiver Aggression („hot aggression“) von zielgerichteter Aggression im Kontext kalt-unemotionaler Persönlichkeitszüge („cold aggression“). Störungen der Affektregulation gehen am ehesten mit impulsiv-reizbarer Aggression einher.

Störung der Affektregulation weist impulsiv-reizbare Aggression auf

Eine Vielzahl von Verfahren bieten sich zur Untersuchung von Symptomen der ADHS und der unterschiedlichen Aspekte externalisierenden, disruptiven Verhaltens an. Detaillierte Übersichten finden sich im Leitfaden-Band zu ADHS (Döpfner et al., 2013) und im Leitfaden-Band zum aggressiv-oppositionellem Verhalten bei Kindern (Petermann et al., 2016).

ADHS. Etwa 15 bis 20 % der Kinder mit ADHS weisen zusätzlich eine erschwerende SMD-Symptomatik auf (Copeland et al., 2013; Holtmann et al., 2008; Hudziak et al., 2005). Nicht von ungefähr wird diese kombinierte Symptomatik als „kompliziertes ADHS“ oder „ADHS plus“ bezeichnet und dann als hyperkinetische Störung klassifiziert. Häufige schwere Wutanfälle, Stimmungseinbrüche, reduziertes Schlafbedürfnis, sexuell enthemmtes Verhalten und suizidale Krisen gehen aber deutlich über die ADHS-Kernsymptomatik hinaus und weisen auf die begleitende Störung der Affektregulation hin (Holtmann et al., 2008). Die ICD-10 trägt der häufigen Komorbidität von hyperkinetischen Störungen mit Störungen des Sozialverhaltens mit der Kombinationsdiagnose F90.1 (Hyperkinetische Störung des Sozialverhaltens) Rechnung.

Kombinationsdiagnose F90.1 trägt hoher Komorbidität von Affektregulationsstörung und ADHS Rechnung

Bei der Erfassung von Aufmerksamkeitsstörungen, Impulsivität, oppositionellem und aggressivem Verhalten spielt die Kombination von Selbst- und Fremdbeurteilung eine große Rolle. Aufgrund von Defiziten in der sozialen Wahrnehmung und Antworten i. S. der sozialen Erwünschtheit ergeben sich bei der alleinigen Selbsteinschätzung oft Antwortmuster, die nur unzureichend Aufschluss über die Symptomatik und ihren Schweregrad geben.

Depression. Depressive Episoden bei Kindern und Jugendlichen können ähnlich wie die Störung der Affektregulation Reizbarkeit als ein Hauptmerkmal aufweisen. Die Unterscheidung gelingt am besten aufgrund des zumeist episodischen Charakters der Depression im Gegensatz zur chronischen Reizbarkeit und anhaltenden Herabgestimmtheit bei Kindern mit SMD. Auch zeigen depressive Kinder in der Regel nicht die beschriebene Symptomatik mit reduziertem Schlafbedürfnis, Rededrang und Wutanfällen. Wenn Reizbarkeit nur im Rahmen depressiver Episoden oder anhaltender Depressivität i. S. einer Dysthymie auftritt, sollte auch nur eine dieser Diagnosen gestellt werden (APA/Falkai et al., 2015). Es ist jedoch beschrieben, dass Kinder mit SMD ein größeres Risiko haben, im späteren Leben an einer depressiven Störung zu erkranken (Baroni et al., 2009; Holtmann et al., 2011), insofern könnte die SMD im Sinne eines Vorläufers einer Major Depression gewertet werden.

Abgrenzung zu depressiven Störungen gelingt am besten aufgrund des episodischen Charakters der Depression

Schizophrenie. Die SMD ist vom Vollbild einer schizophrenen Psychose leicht abzugrenzen. Allerdings gehen der schizophrenen Erkrankung oft mehr oder weniger lange Phasen unspezifischer Symptome, wie z. B. nachlassende Leistungsfähigkeit, erhöhte Reizbarkeit oder affektive Schwankungen, voraus. Die Trennschärfe zwischen dieser prodromalen Symptomatik und der SMD fällt daher deutlich geringer aus. Hier kann als Anhalt dienen, dass SMD zumeist bereits in der Kindheit beginnt (SMD-Kriterium: Beginn der Symptomatik vor dem 12. Lebensjahr), während sich Prodromalsymptome einer Schizophrenie zumeist erst in der Jugend/Adoleszenz zeigen.

Substanzmissbrauch. Substanzmissbrauch und Entzugssymptome können sich ebenfalls in Symptomen äußern, die denen einer Störung der Affektregulation ähneln. Zumeist lassen die Symptome jedoch nach Abklingen der Wirkung des konsumierten Stoffes bzw. von Entzugssymptomen nach, und es lässt sich ein eindeutiger Zusammenhang zwischen dem Konsum/Entzug und der Symptomatik herstellen. Allerdings stellen Suchterkrankungen eine häufige Komorbidität bei Jugendlichen mit Störung der Affektregulation dar; zudem stellt SMD einen Risikofaktor für späteren Substanzkonsum dar (Holtmann et al., 2011). Wichtig ist in diesem Zusammenhang eine ausführliche Anamnese bezüglich der Zeiten, in denen kein Konsum stattfand. Treten Reizbarkeit, Stimmungsschwankungen u. Ä. auch unabhängig von der Einnahme auf, so ist das Vorliegen einer affektiven Dysregulation wahrscheinlich.

SMD Risikofaktor für späteren Substanzmissbrauch

Emotional instabile Persönlichkeitsstörung. Die Unterscheidung zwischen einer beginnenden emotional instabilen Persönlichkeitsstörung und der schweren affektiven Dysregulation gelingt weniger leicht; möglicherweise sind die Übergänge zwischen diesen beiden Krankheitsentitäten fließend. Beide Patientengruppen zeichnen sich durch eine deutlich erhöhte Impulsivität in Verbindung mit Stimmungsschwankungen und z. B. Ängsten aus. Während SMD-Patienten ihre aggressiven Impulse vor allem nach außen richten, zeigen emotional instabile Individuen eher selbstverletzendes Verhalten. Auch wird die Diagnose der

Bei emotional instabiler Persönlichkeitsstörung autoaggressives Verhalten im Vordergrund

SMD in der Regel in der späten Kindheit gestellt; in diesem Alter erscheint die Diagnose einer Persönlichkeitsstörung noch nicht angemessen.

Hilfreiche Materialien:

- Für eine systematische Erfassung und differenzialdiagnostischen Abgrenzung komorbider Störungen stehen z.B. das *CASCAP-D*, ein strukturiertes psychopathologisches Befundsystem für Kinder und Jugendliche (Döpfner et al., 1999), und das *Marburger Symptom Rating (MSR)* von Mattejat und Remschmidt (2010) zur Verfügung.
- Weitere Informationen können durch klinische Interviews gewonnen werden, die sich an den Diagnosekriterien gängiger Klassifikationssysteme psychischer Störungen orientieren. Hierfür können das *Diagnostische Interview bei psychischen Störungen im Kindes- und Jugendalter* (*Kinder-DIPS* von Schneider, Unnewehr & Margraf, 2009) sowie die deutsche Version des *Diagnostic Interview Kiddie-SADS-Present and Lifetime Version* (*K-SADS-PL* von Delmo et al., 2001) genutzt werden.

Sektion 5: Exploration zur Entwicklungsgeschichte des Kindes/Jugendlichen (hauptsächlich Elternexploration)

Durch entwicklungsgeschichtliche Exploration Verständnis über Entstehungsbedingungen und Aufrechterhaltung

Die Erhebung der Anamnese ermöglicht es, die individuelle Störungsgenese unter Berücksichtigung persönlicher und lebensgeschichtlicher Besonderheiten einzuschätzen. Oft lässt sich eine im Querschnitt beschriebene Symptomatik in der Zusammenschau längsschnittlicher Informationen besser verstehen. Die systematisch erfasste Entwicklungsgeschichte gibt unter Berücksichtigung von individuellen Lebensereignissen oder Lernerfahrungen Aufschluss über Entstehungsbedingungen und aufrechterhaltende Faktoren. Auch für das Kind/den Jugendlichen und seine Bezugspersonen wird hierdurch ein Verständnis für mögliche Zusammenhänge erleichtert.

Da bei der Erhebung der lebensgeschichtlichen und störungsspezifischen Entwicklung sehr persönliche Informationen erfragt werden, sollte im Vorfeld sensibel abgewogen werden, in welchem Rahmen sie erfolgt. Insbesondere bei jüngeren Kindern oder für die Thematisierung bislang nicht mit allen Beteiligten besprochenen Themen sollte die Exploration auf das Entwicklungsniveau des Kindes angepasst werden. Es empfiehlt sich gegebenenfalls ein gesondertes Gespräch mit den Bezugspersonen. Umgekehrt gilt bei der Exploration von Jugendlichen grundsätzlich, deren Einverständnis zur Beteiligung der Bezugspersonen einzuholen und der Besprechung persönlicher Aspekte der Eigenanamnese einen separaten

Raum zum geben (z. B. Aspekte der Sexualentwicklung). Neben der Erhebung im Gespräch kann es hilfreich sein, Dokumente (z. B. das gelbe Untersuchungsheft) oder Vorbefunde zu berücksichtigen. Für eine systematische Erfassung stehen inzwischen auch beispielhafte Vorlagen zur Verfügung (Resch, Fegert & Buchmann, 2004).

In der Formulierung der Eigenanamnese werden alle zentralen Aspekte der individuellen Entwicklung zusammengefasst, die für die Erklärung der Störungsgenese hilfreich sind.

Auffälligkeiten in der Schwangerschaft und Geburt erfassen

Schwangerschaft und Geburt. Untersuchungsbefunde verweisen auf die Bedeutung früher Risikofaktoren. Entsprechend sollten Auffälligkeiten in der Schwangerschaft, z. B. Komplikationen, Infektionen, Nikotin-, Alkohol- oder Drogenkonsum, psychosoziale Belastungen etc. erfasst werden. Die Thematisierung dieser Aspekte kann bei Eltern mitunter ein erhöhtes Schamgefühl hervorrufen. Um die Compliance nicht zu gefährden, sollte die Befragung entsprechend sensibel eingeleitet werden und Vorwürfe oder Schuldzuweisungen sind zu unterlassen. Hinsichtlich der Geburt sind grundlegende Informationen wie der Zeitpunkt der Geburt (z. B. zum errechneten Geburtstermin, Frühgeburt, Spätgeburt), der Geburtsmodus (z. B. regulär, per Sectio), die Geburtsparameter (z. B. Geburtsgewicht, Körperlänge, Kopfumfang, Apgar-Werte) zu erfragen. Auch die unmittelbare postpartale Adaptation, mögliche Komplikationen und postpartale Maßnahmen (z. B. Versorgung im Inkubator) sollten berücksichtigt werden.

Motorische Entwicklung, Spracherwerb und Sauberkeitserziehung wichtige Meilensteine

Bewältigung der Entwicklungsmeilensteine. Zentrale Informationen zur frühkindlichen Entwicklung umfassen Aspekte der motorischen Entwicklung, des Spracherwerbs sowie der Sauberkeitserziehung. Darüber hinaus sind auch Fragen zum frühkindlichen Ausdruck und Umgang mit Emotionen und zu frühkindlichen Selbstregulationskompetenzen von Bedeutung (vgl. Kasten 3).

Kasten 3: Hilfreiche Fragen zur frühkindlichen Entwicklung

- Vermochte das Kind Emotionen wie z. B. Ärger, Trauer, Frustration, Überraschung gut auszudrücken?
- Wie ist das Kind in den ersten Jahren mit Frustration oder Irritation umgegangen?
- Was hat das Kind gemacht, um sich in Situationen starken Emotionserlebens zu beruhigen?
- Hat das Kind Zuwendung, Trost oder Anregungen für einen Umgang mit seinem Ärger, seiner Trauer oder Angst zugelassen?
- Wie lange benötigte es, das Kind zu beruhigen?

Somatische Anamnese. Erfasst werden sollten der Gesundheits- und der Impfstatus des Kindes, mögliche Allergien, Kinderkrankheiten, Unfälle, Operationen und andere Erkrankungen, die im Entwicklungsverlauf bedeutsam gewesen sind. In Ergänzung sind dabei auch medikamentöse

Behandlungen, die in der Vergangenheit oder auch aktuell von Bedeutung sind, zu berücksichtigen. Bei Jugendlichen ist auch die Sexualanamnese zu erfragen (z. B. Menarche, Ejakularche, sexuelle Orientierung, partnerschaftliche Beziehung, Geschlechtsverkehr, Verhütung etc.). Hierbei sollte jedoch unbedingt die Intimsphäre des Jugendlichen berücksichtigt werden und die Exploration nicht im Beisein der Bezugspersonen stattfinden.

Bei Jugendlichen auch Sexualanamnese erfragen

Vegetative Auffälligkeiten. Da Beeinträchtigungen vegetativer Funktionen (z. B. Schlaf, Appetit) oft im Zusammenhang mit Störungen der Affektregulation stehen (Legenbauer et al., 2012), sollten diese systematisch erfasst werden. Hilfreiche Fragen zur Erfassung von Schlafgewohnheiten und -störungen und Auffälligkeiten des Appetits finden sich in Tabelle 5.

Tabelle 5: Fragen zur Erfassung von Besonderheiten bei Schlaf und Appetit

Besonderheiten bei Schlaf	– Wo schläft das Kind/der Jugendliche? – Wie ist die Qualität des Schlafes? Wie schläft das Kind/der Jugendliche: • Gibt es Probleme beim Einschlafen? Wenn ja, wie lange dauert das Einschlafen? • Gibt es Probleme beim Durchschlafen? Wenn ja, wie häufig wacht das Kind/der Jugendliche auf? • Gibt es morgendliches Früherwachen? Wenn ja, wie früh wacht das Kind/der Jugendliche auf? • Wie erholt fühlt sich das Kind/der Jugendliche nach dem Schlafen? – Wie ist die Quantität des Schlafes? (Wie viele Stunden schläft das Kind/der Jugendliche?) – Wie regelmäßig ist der Schlaf? • Wann geht das Kind/der Jugendliche normalerweise ins Bett? • Gibt es besondere Schlafrituale? *Andere Aspekte:* – Leidet das Kind/der Jugendliche unter Alpträumen? – Ermüdet das Kind/der Jugendliche tagsüber schnell? – Wie wird mit Schlafstörungen umgegangen?
Besonderheiten bei Appetit	– Gibt es besondere Essgewohnheiten? – Liegt ein Appetitmangel oder Appetitverlust vor? – Kommt es zu Heißhungerattacken, während derer das Kind/der Jugendliche mehr als normalerweise unter ähnlichen Bedingungen gegessen wird? – Gibt es Auffälligkeiten hinsichtlich des Körpergewichts (Gewichtszunahme, -abnahme, -schwankungen)?

Suchtanamnese. Störungen der Affektregulation gehen im Verlauf mit einem erhöhten Risiko für Substanzmissbrauch einher. Insbesondere im Jugendalter dürfen daher spezifische Auskünfte zum Konsum oder Missbrauch von Nikotin, Alkohol, Drogen oder Medikamenten nicht übergangen werden (Welche Erfahrungen hat der Jugendliche bereits mit Drogen? Wurden bereits Drogen konsumiert? Welche? Wie viel? Wie häufig?).

Hohes Risiko für Substanzmissbrauch

Frühere psychische Störungen. Aufgrund bekannter psychiatrischer Risikofaktoren, die bei der Entwicklung von Störungen der Affektregulation eine bedeutsame Rolle spielen, sollten frühe Hinweise wie eine chronische Irritabilität, hyperaktives, impulsives und oppositionelles Verhalten, Ängste oder eine depressive Symptomatik sorgsam geprüft werden (APA/Falkai et al., 2015). In diesem Zusammenhang sind, wie in Leitlinie 1 aufgeführt, Fragen zur Symptomatik, zum Verlauf, zu bisherigen psychotherapeutischen und medizinischen Behandlungsversuchen sowie pädagogischen oder anderen Maßnahmen bedeutsam.

Erste Auffälligkeiten im Kindergartenalter bei bestehender SMD

Kinderkrippe/-garten. Kinderkrippe oder Kindergarten sind die ersten Bereiche, in denen Verhaltensbeobachtungen durch Außenstehende ergänzt werden. Entsprechend sollten die Bezugspersonen danach befragt werden, ob das Kind/der Jugendliche bereits in diesem Alter hinsichtlich seiner Entwicklung, seinen Fähigkeiten zur Emotionsregulation oder in seinen sozialen Kompetenzen Auffälligkeiten gezeigt hat, die von anderen berichtet wurden. Nicht selten wird beschrieben, dass ein Kind bereits in diesem Alter schwer Anschluss an die Gruppe Gleichaltriger gefunden hat, was dann wiederum von Bedeutung für die soziale und emotionale Lerngeschichte und Entwicklung sein kann.

Bestehen bereits länger Lern- oder Leistungsprobleme sollten bisherige Maßnahmen geprüft werden

Schulische Anamnese. Die Schule ist neben der Familie zentrales Lern- und Sozialisationsfeld von Kindern und Jugendlichen. Entsprechend sollten Schuleintritt und Kontinuität des Schulbesuchs, Schulwechsel oder Klassenwiederholungen, Informationen zum Lernverhalten sowie dem Leistungspotenzial differenziert erfasst werden. Ergänzend sind auch das Sozialverhalten gegenüber Gleichaltrigen und Lehrern sowie die Integration im Klassenverband von Bedeutung. Sollten Lern-, Leistungs- oder Verhaltensprobleme in der Schule bestehen, bleibt ergänzend zu erfassen, welche Maßnahmen mit welchem Erfolg bislang ergriffen wurden, um diese zu reduzieren und zu prüfen, ob gegebenenfalls ergänzende diagnostische Maßnahmen eingeleitet werden sollten.

Soziale Anamnese. Da mit zunehmenden Alter die Sozialisation im Kontext Gleichaltriger für alle Bereiche der individuellen Entwicklung bedeutsamen Einfluss gewinnt, gilt es, soziale Bezüge, Bekanntschaften, Freundschaften, die Regelmäßigkeit und Qualität eines gegenseitigen Austauschs, Verabredungen oder gemeinsame soziale Aktivitäten sowie die Kontinuität von Beziehungen zu berücksichtigen. Bedeutsam sind auch Informationen zu Beziehungsabbrüchen, der Häufigkeit von Konflikten und einem Umgang mit diesen.

Risiken und Ressourcen

Hobbys und Freizeitverhalten. Die Befragung zu Hobbys, regelmäßigen Sport- oder Freizeitaktivitäten einzeln oder in der Gruppe (z. B. in einem Verein) kann Aufschluss über vorhandene Ressourcen und Möglichkeiten des Ausgleichs, aber auch zusätzliche Risiken geben. Dies gilt beispielsweise für einen übermäßigen PC- oder TV-Konsum, wenn dieser nicht mehr durch Bezugspersonen gesteuert wird bzw. gesteuert werden kann.

Erfassung besonderer Lebensereignisse. Ziel ist es, die Chronologie der Entwicklung zu erfassen und bedeutsame Lebensereignisse in einen Zusammenhang mit dieser zu bringen. Hierbei geht es nicht nur um eine Ordnung der Ereignisse, sondern auch um die individuelle Bewertung und den Umgang mit den Ereignissen durch das Kind/den Jugendlichen oder seiner Bezugspersonen. Untersuchungsbefunde aus der Life-event-Forschung weisen auf einen Zusammenhang zwischen Störungen der Affektregulation und der Anzahl kritischer Lebensereignisse (z. B. Trennung der Eltern, Verlust von unterstützenden Bezugspersonen, psychische Störung der Bezugspersonen, Fremdunterbringung) hin (Jucksch et al., 2011). Entsprechend sollten auch diese unter Berücksichtigung der individuellen Bewertung erfasst werden. Darüber hinaus sind Bewältigungsstrategien (adaptive versus maladaptive) im Umgang mit kritischen Lebensereignissen und andere Ressourcen (z. B. Unterstützung durch Dritte) zu explorieren.

Zahl kritischer Lebensereignisse beeinflusst Affektregulationsstörung

Hilfreiche Materialien:

- Schlafstörungen, die häufig begleitend zu Störungen der Affektregulation auftreten, können gut mit dem *Schlafinventar für Kinder und Jugendliche* erfragt werden *(SI-KJ*; Lehmkuhl et al., 2015).
- Ergeben sich in der Exploration oder im Rahmen der Diagnostik Hinweise auf einen abklärungsbedürftigen Substanzkonsum, können Screeningverfahren zur Selbsteinschätzung hinzugezogen (Laging, 2005) oder ggf. Laboruntersuchungen eingeleitet werden.

Sektion 6: Exploration des familiären Hintergrundes

Grundinformationen zu den Eltern und Geschwistern sowie weiteren Angehörigen, die besonderen Einfluss auf das Kind/den Jugendlichen haben, ermöglichen einen Einblick in die familiäre Konstellation, in der das Kind aufwächst. Hierbei sollten nicht nur Beziehungsaspekte der Eltern (z. B. zusammen, getrennt, geschieden, Patchwork-Konstellation, Regelung des Sorgerechts, Regelung von Besuchskontakten) sondern auch psychosoziale Aspekte (z. B. sozioökonomische Faktoren wie Bildung, Einkommen, Erwerbstätigkeit der Eltern oder Wohnverhältnisse) erfragt werden. Auch sind Informationen zu biologischen, neurologischen und genetischen Risikofaktoren, Hinweise auf psychiatrische Erkrankungen innerhalb der Familie oder andere familiäre Belastungsfaktoren (z. B. Broken-home-Erfahrungen der Eltern, Verluste, Trennungen oder Arbeitslosigkeit) bedeutsam. Da Störungen der Affektregulation häufig durch ungünstige Erziehungsstrategien moderiert werden, gilt es darüber hinaus, den Erziehungsstil der primären Bezugspersonen genauer zu explorieren (z. B. Ausdruck von Wärme und Zuneigung, Aufsicht, Anleitung, Lenkung, Grenzsetzung, Bestrafung).

Psychiatrische Erkrankungen der Eltern und Erziehungsverhalten als mögliche Einflussfaktoren explorieren

Hilfreiche Materialien:

- Gründe für die Vorstellung, die Familienanamnese und die Patientenvorgeschichte können detailliert mit dem *Anamnestischen Elternfragebogen* (Deegener, 2001) erfasst werden. Gefragt wird u. a. nach der Schwangerschaft, Geburt, Stillzeit, frühkindlicher Entwicklung, Schule, dem Verhältnis zu den Geschwistern, zu Gleichaltrigen und Erwachsenen.
- Ein ausführliches „Explorationsschema für psychische Störungen bei Kindern und Jugendlichen (EPSKI)" wird auch im Leitfaden-Band „Diagnostik psychische Störungen im Kindes- und Jugendalter" zur Verfügung gestellt (Döpfner & Petermann, 2012).

Sektion 7: Exploration von Erziehern oder Lehrern

Da Störungen der Affektregulation in der Regel ein situationsübergreifendes Problem darstellen, ist es wichtig, auch Informationen aus außerfamiliären Kontexten zu erhalten. Hierbei können ergänzende Einschätzungen aus Schule, Hort o. Ä. sehr wertvoll sein.

Angst vor Stigmatisierung

Rechtliche Rahmenbedingungen der Exploration von Erziehern und Lehrern. Grundsätzlich steht die Berücksichtigung des Datenschutzes an oberster Stelle. Daher setzt der mündliche Austausch oder die Bitte um eine schriftliche Einschätzung eines Schülers (beispielsweise anhand eines standardisierten Fragebogens) das schriftliche Einverständnis des Kindes/Jugendlichen (ab dem 14. Lebensjahr) und der Sorgeberechtigten voraus. Nicht immer findet dies Zustimmung bei den Betreffenden. Oft wird die Angst vor einer Stigmatisierung formuliert. Die hiermit verbundenen Sorgen sollten ernst genommen und besprochen werden. Mitunter kann dies helfen, die Vorteile einer Einschätzung durch Dritte besser zu verstehen und sich hiermit doch einverstanden zu erklären. Um eine vertrauensvolle therapeutische Zusammenarbeit zu wahren, sollte dies nur mit entsprechender Vorsicht forciert werden.

Zum Kontextverständnis von Problemverhalten Beobachtungen der Lehrer hilfreich

Exploration der Symptomatik. Auch bei der Exploration von Lehrern und Erziehern empfiehlt sich der Einsatz standardisierter Instrumente zur Einschätzung der Symptomatik und des Schweregrades (vgl. Leitlinie 5). Darüber hinaus können mündliche oder schriftliche Berichte zum Verhalten des Kindes sehr hilfreich sein, um die beobachtbare Symptomatik zu spezifizieren und in ihrem Kontext zu verstehen. Hilfreich ist es zu verstehen, welche individuell sehr unterschiedlichen Bedingungen (z. B. Überforderung, Stresserleben, Fehlinterpretationen etc.) zur Aufrechterhaltung der aktuellen Problematik im pädagogischen Kontext beitragen.

Exploration zur Bewertung und zum Umgang mit der Symptomatik. Nicht selten divergieren bei den Beteiligten unterschiedliche Erklärungsmodelle zur Entstehung und Aufrechterhaltung der Symptomatik. Dies führt in der Folge oft zu unterschiedlichen Motivationen und Unterschieden in den angestrebten Therapiezielen. Entsprechend sorgsam sollte ein gemeinsames Störungsmodell erarbeitet und das zu verändernde Verhalten definiert werden. Dies gilt auch für die Zusammenarbeit mit Bezugspersonen außerhalb der Familie (z. B. Schule oder Hort).

Hilfreiche Materialien:

- Zur systematischen Beobachtung von aggressivem Verhalten bei Schülern durch Lehrkräfte, Psychologen und Schulsozialarbeiter kann das *Beobachtungssystem zur Analyse aggressiven Verhaltens in schulischen Settings* (*BASYS*; Wettstein, 2008) eingesetzt werden.

Sektion 8: Verhaltensbeobachtung

Psychopathologie und Interaktionsverhalten wichtige Informationsquellen

Die Verhaltensbeobachtung gilt sowohl in der Diagnostik als auch im Behandlungsverlauf als eine wichtige Informationsquelle. Unterschiedliche Ebenen können zur Identifikation von auslösenden und aufrechterhaltenden Aspekten berücksichtigt werden: Die Psychopathologie des Kindes/Jugendlichen, das Interaktionsverhalten zwischen dem Kind/Jugendlichen und den Bezugspersonen oder dem Therapeuten, berichtete Beobachtungen außerhalb des Explorationssettings.

Erfassung der beobachtbaren Psychopathologie. Durch die Beobachtung des Kindes/Jugendlichen kann ein Eindruck über die Psychopathologie und ein damit verbundener Leidensdruck aber auch über vorhandene Ressourcen gewonnen werden. Aufgrund der ausführlichen Erläuterung zur Erfassung der Psychopathologie in Leitlinie 2 (S. 42 ff.) wird an dieser Stelle auf eine ausführliche Darlegung der zu beobachtenden Verhaltensweisen verzichtet.

Überwiegen negativer Interaktionen häufig in Familien mit emotional belasteten Kindern

Beobachtung der Interaktion des Kindes/Jugendlichen mit den Bezugspersonen. Die Verhaltensbeobachtung ermöglicht oft einen Einblick in typische Interaktions- und Kommunikationsmuster der Beteiligten. In der Literatur finden sich zahlreiche Hinweise auf auffällige Interaktionsmuster in Familien mit emotional belasteten Kindern. Diese sind gekennzeichnet durch eine Reduktion förderlicher Umgangsformen und ein Überwiegen negativer Interaktionen (Dietz et al., 2008; Ogburn et al., 2010). Daher sollte beobachtet und exploriert werden, ob der Umgang durch ungünstige Aspekte, wie Ablehnung, Einschränkung, Strafe, Kontrolle, Disziplinierung oder Überbehütung gekennzeichnet ist. Häufig ergeben sich hieraus Hinweise über spezifische Auslöser und Faktoren, die zu einer Verstärkung oder Aufrechterhaltung des Problemverhaltens beitragen. Auch sollten beobachtbare Ressourcen sorgfältig erfasst werden. Förderliche Aspekte wie Fürsorge, Empathie, Unterstützung, emotionale

Wärme, Responsivität, Akzeptanz, Förderung der Autonomie o.Ä. können für die Einleitung positiver Veränderung ungünstiger Alltagsroutinen und eine Verbesserung des Familienklimas genutzt und ausgebaut werden. Wertvoll kann hierbei auch die Exploration der Einflüsse unterschiedlicher Bezugspersonen und Erfassung unterschiedlicher Erziehungsansichten und Erwartungen sein.

Besonderheiten in Situationen mit Gleichaltrigen oder bei Lern- und Leistungsanforderungen

Beobachtung außerhalb des Explorationssettings. Da viele Probleme der Affektregulation im Zusammenhang mit Alltagssituationen und -interaktionen stehen, sind sie im hochstrukturierten therapeutischen Setting oft nicht oder nur in geringer Ausprägung zu beobachten. Zumindest in der ambulanten Arbeit ergibt sich selten die Möglichkeit, das Kind/den Jugendlichen in einem anderen Kontext zu beobachten. Das Einverständnis des Jugendlichen und seiner Bezugspersonen vorausgesetzt, können jedoch Beobachtungsberichte aus Kindergarten, Schule oder Hort in die Informationssammlung aufgenommen werden. Oft zeigen sich in Situationen mit Gleichaltrigen oder in Konfrontation mit Lern- und Leistungsanforderungen Besonderheiten, die durch Außenstehende gut zu beobachten sind und helfen können, die Zusammenhänge der Problematik besser zu verstehen. Darüber hinaus geben Verhaltensbeobachtungen, die im Gruppenkontext mit Peers oder im sozialen Alltag durchgeführt werden, Aufschluss über die soziale Kompetenz und den Umgang mit problematischen Situationen. Hierdurch wird die Anpassung therapeutischer Interventionen auf alltagstypische Problemsituationen oft erleichtert.

2.1.2 Standardisierte Fragebögen und testpsychologische Untersuchung

L2 | Leitlinie 2: Standardisierte Fragebögen und testpsychologische Untersuchung

Sektion 1: Erfassung der Kernsymptomatik

Die Kernsymptomatik der affektiven Dysregulation kann mit verschiedenen Verfahren erfasst werden:

- Fragebogenverfahren können zur Erfassung der Kernsymptomatik von Affektiver Dysregulation, zur Erfassung komorbider psychischer Störungen und Symptome sowie zur Erfassung des Funktionsniveaus sowie der Lebensqualität eingesetzt werden.
- Nach Möglichkeit sollten die genannten Bereiche aus mehreren Perspektiven erhoben werden (Selbsturteil, Eltern-, Lehrerurteil).
- Die Affektive Dysregulation lässt sich durch spezifische Verfahren oder durch einzelne Skalen aus Breitbandverfahren oder durch spezifische Profile aus Breitbandverfahren erheben (z.B. CBCL-Dysregulations-Profil)
- Fragbogenverfahren zur Erfassung eines breiten Spektrums an psychischen Störungen dienen sowohl der Erfassung komorbider Störungen und Symptome sowie zur differenzial diagnostischen Abgrenzung

Sektion 2: Erfassung begleitender psychopathologischer Auffälligkeiten

- Begleitende psychopathologische Auffälligkeiten, die evtl. zur Aufrechterhaltung der Störung beitragen, sollten quantifiziert und möglichst in die Behandlungsplanung mit einbezogen werden. Dies gilt beispielsweise für Schlafstörungen, Störungen der Emotionserkennung und -regulation sowie Temperaments- und Persönlichkeitsaspekte (Neugierverhalten, Schadensvermeidung, Belohnungsabhängigkeit, Beharrlichkeit).
- Wegen der oft deutlichen Einschränkungen im Alltag empfiehlt sich auch eine globale Quantifizierung des Funktionsniveaus anhand der sechsten Achse der ICD-10.
- Eine ausführlichere Erfassung unterschiedlicher Funktionsbereiche, des körperlichen und seelischen Wohlbefindens und des Funktionsniveaus ermöglichen der KINDL oder der KIDSCREEN-27 (Ravens-Sieverer et al. & The KIDSCREEN Group Europe, 2006), welche neben dem Funktionsniveau auch Beeinträchtigungen ab dem Alter von 8 Jahren erfassen.
- Eine differenzialdiagnostische Abgrenzung ist notwendig wegen Überlappungen u. a. zu folgenden Störungsbildern: Aufmerksamkeitsdefizit-/Hyperaktivitätsstörungen, Störungen des Sozialverhaltens und unipolare und bipolare affektive Störungen. Hierzu können Diagnose-Checklisten, z. B. aus dem DISYPS-III, sowie Fragebögen zur Selbst- und Fremdbeurteilung eingesetzt werden.
- Zudem sollten Verfahren zur Erfassung der kognitiven Leistungsfähigkeit wie die deutsche Ausgabe der *Wechsler Intelligence Scale for Children* (WISC-IV; Petermann & Petermann, 2011) oder die deutsche Ausgabe der *Wechsler Adult Intelligence Scale (WAIS-IV;* Petermann, 2012*)* eingesetzt werden.

Grundlegende Bedingungen des Einsatzes von Fragebögen und Checklisten bei Störungen der Affektregulation

Eine große Schwierigkeit der bisherigen Arbeiten ist, dass es bislang kaum geeignete Instrumente gibt, die affektive Dysregulation eindeutig diagnostizierbar machen, insbesondere auch deshalb, da es sich bei diesem Symptomkomplex mit häufigen Komorbiditäten um eine vermutlich inhomogene Gruppe eines Verhaltensphänotyps handelt. Um die komplexe Symptomatik gut abbilden zu können, wird ein Vorgehen empfohlen, in dessen Rahmen sowohl die Betroffenen selbst als auch deren Eltern, weitere Bezugspersonen, Erzieher und Lehrer hinsichtlich der Kernsymptomatik sowie möglicher Komorbiditäten befragt werden. Zur Erhebung eignen sich Diagnosechecklisten und Fremd- sowie Selbstbeurteilungsbögen. Einschränkend ist anzumerken, dass der Einsatz von Verfahren zur Selbsteinschätzung sich in der Regel ab dem mittleren Kindesalter und im Jugendalter empfiehlt. Nach Maxwill und Heinrichs (2013) ergeben sich in der Selbstbeurteilung durch Kinder und Jugendliche mitunter aufgrund einer reduzierten Abstraktionsfähigkeit Einschränkungen, weshalb sich eine Befragung auf selbst erlebte Ereignisse beziehen sollte. Ab dem mittleren Kindesalter lassen sich klinische Interviews sowohl mit den Kindern/Jugendlichen als auch mit den Bezugspersonen durchführen. Unabhängig von der Erhebungs-

Aufgrund fehlender Abstraktionsfähigkeit erlebte Ereignisse erfragen

art sollte bedacht werden, dass Kinder/Jugendliche möglicherweise sozial erwünscht antworten und die Aussagekraft daher eingeschränkt sein könnte.

Sektion 1: Erfassung der Kernsymptomatik

Die Kernsymptomatik der affektiven Dysregulation umfasst unangemessen heftige Wutausbrüche und eine chronische Reizbarkeit, die zwischen den Wutausbrüchen besteht, teilweise durchsetzt mit trauriger Stimmung.

DYSYPS III Skalen zur Fremd- und Selbstbeurteilung affektiver Dysregulation

Im Rahmen des Diagnostik-Systems für psychische Störungen nach ICD-10 und DSM-5 für Kinder- und Jugendliche (DISYPS-III; Döpfner & Görtz-Dorten, 2016) werden die Kriterien einer Disruptiven Affektregulationsstörung nach DSM-5 sowie von Störungen des Sozialverhaltens und von depressiven Störungen, die auch die Symptome von Reizbarkeit und Wutausbrüche beinhalten, im Rahmen von Fremdurteilsbogen und Selbsturteilsbogen (ab dem Alter von 11 Jahren) erfasst. Anhand der Fragebögen für Störungen des Sozialverhaltens (FBB-SSV, SBB-SSV) können Scores zu „Disruptive Affektregulation und Reizbarkeit" gebildet werden. Normen für das Elternurteil und das Selbsturteil liegen vor.

Child Behavior Checklist Dysregulations-Profil

Die unterschiedlichen Formen der Child Behavior Checklist (CBCL, CBCL 1,5–5, YSR, CTRF; Döpfner et al., 2014), bieten für verschiedene Beurteiler und Altersgruppen neben der Beschreibung allgemeiner psychopathologischer Auffälligkeiten die Möglichkeit, schwere Störungen der Affekt- und Verhaltensregulation mittels eines Profils zu erfassen (vgl. Kapitel 3.3). Durch das CBCL-Dysregulations-Profil können somit Patienten mit schweren Störungen der Affektregulation und damit assoziierter Verhaltensweisen identifiziert werden. Darüber hinaus kann die Ausprägung chronischer Reizbarkeit anhand des Affective Reactivity Index (ARI; Stringaris et al., 2012; vgl. Kapitel 3.2 sowie M01 und M02 in Kapitel 4) erhoben werden.

Komorbide depressive Symptomausprägung

Es wird zudem empfohlen, das Ausmaß depressiver Symptome zu quantifizieren. Dazu liegen verschiedene Selbstbeschreibungsinstrumente wie bspw. das Depressionsinventar für Kinder und Jugendliche (DIKJ; Stiensmeier-Pelster, Braune-Krickau, Schürmann & Duda, 2014).) oder für Jugendliche das Beck-Depressionsinventar (BDI-II; Hautzinger, Keller & Kühner, 2006) vor. Zur differenzialdiagnostischen Abgrenzung einer depressiven Störung anhand von Fremdbeurteilungsinstrumenten und klinischen Interviews vergleiche Sektion 4 auf Seite 33; detaillierte Informationen bietet zudem der Leitfaden-Band „Depression" (Ihle et al., 2012).

Hilfreiche Materialien:

- Störungen der Affektregulation können orientierend fragebogengestützt mit dem *Dysregulations-Profil der Child Behavior Checklist (CBCL-Dysregulations-Profil)* erfasst werden, das durch klinisch relevante Werte auf den Syndromskalen „Ängstlich/depressiv", „Aufmerksamkeitsprobleme" und „Aggressives Verhalten" gekennzeichnet ist (Holtmann et al., 2008; vgl. Kapitel 3.3).
- Die Ausprägung chronischer Reizbarkeit kann mit dem *Affective Reactivity Index* erfragt werden (*ARI*; Stringaris et al., 2012; vgl. Kapitel 3.2 sowie M01 und M02 auf S. 126 und S. 127).

Sektion 2: Erfassung begleitender psychopathologischer Auffälligkeiten

Diagnosechecklisten

Neben der Kernsymptomatik sind oft weitere psychopathologische Auffälligkeiten bei Kindern/Jugendlichen mit affektiver Dysregulation zu verzeichnen, die möglicherweise zur Aufrechterhaltung der Störung beitragen und daher zu Beginn der Behandlung quantifiziert und ggf. in die Behandlungsplanung mit einbezogen werden sollten. Ist hierzu die Durchführung eines klinischen Interviews nicht möglich, so sollten Symptome psychischer Störungen systematisch z. B. anhand von Diagnose-Checklisten (z. B. DISYPS-III, IDCL, IDCL-P) erfasst werden.

Aggressives Verhalten quantifizieren

Mithilfe des *Fragebogens zu aggressivem Verhalten von Kindern* (FAVK; Görtz-Dorten, Döpfner & Kinnen, 2010) können im Elternurteil und im Selbsturteil verschiedene störungsaufrechterhaltende Faktoren, unter anderem Störungen der Impulskontrolle, erfasst werden. Für Jugendliche eignet sich hierzu der *Kurzfragebogen zur Erfassung von Aggressivitätsfaktoren* (K-FAF; Heubrock & Petermann, 2008).

Schlafprobleme erfassen

Es bestehen Hinweise darauf, dass Kinder und Jugendliche, welche die Kriterien einer Störung der Affektregulation erfüllen, im Vergleich zu gesunden Kontrollen überdurchschnittlich häufig Schlafstörungen berichten (bspw. Legenbauer et al., 2012). Um diese zu erfassen, können einzelne Items aus der CBCL, dem YSR oder dem TRF herangezogen werden oder umfassendere Selbst- bzw. Fremdbeurteilungsbögen zur detaillierten Erfassung einer Schlafproblematik eingesetzt werden (z. B. *SI-KJ*; Lehmkuhl et al., 2015).

Ist die Durchführung eines klinischen Interviews nicht möglich, so sollten Symptome psychischer Störungen systematisch anhand von Diagnose-Checklisten erfasst werden. Hierzu können beispielsweise für den deutschen Sprachraum Diagnosechecklisten für die wichtigsten kinder- und jugendspezifischen Störungen aus dem DISYPS-III (Döpfner & Görtz-

Dorten, 2016) genutzt werden. In Ergänzung stehen im DISYPS-III neben den Checklisten auch Verfahren zur Selbst- und Fremdbeurteilung durch Fragebögen zur Verfügung. Zur klinischen Einschätzung kann in Ergänzung bei älteren Jugendlichen auch die Überprüfung anhand der Internationalen Diagnosen Checklisten (IDCL, IDCL-P für ICD-10) vorgenommen werden (Bronisch, Hiller, Mombour & Zaudig, 1995; Hiller, Zaudig & Mombour, 1997).

Adaptive oder maladaptive Emotionsregulation

Auch werden häufiger Störungen in der Fähigkeit, Emotionen zu erkennen und zu regulieren bei Patienten mit SMD beschrieben (Leibenluft, 2011), die sicherlich als zentral in der Entstehung und Aufrechterhaltung gelten und entsprechend erfasst und in die Behandlungsplanung einbezogen werden sollten. Entsprechend sinnvoll scheint eine sorgfältige Identifikation hilfreicher und nicht hilfreicher Emotionsregulationsstrategien, z. B. mit dem FEEL-KJ (Grob & Smolenski, 2009).

Zur weiteren Charakterisierung können auch Temperaments- und Persönlichkeitsaspekte betrachtet werden, etwa mit dem Junior Temperament und Charakter Inventar (Goth & Schmeck, 2009).

Die genannten Verfahren werden ausführlicher in Kapitel 3 dieses Bandes dargestellt.

Einschränkungen der Lebensqualität

Da Kinder und Jugendliche mit affektiver Dysregulation häufig deutliche funktionale Einschränkungen und psychosoziale Belastungen erleben, ist auch eine globale Beurteilung des psychosozialen Funktionsniveaus anhand der sechsten Achse der ICD-10 vorzunehmen (C-GAS; Remschmidt, Schmidt & Poustka, 2012). Eine ausführlichere Erfassung des Funktionsniveaus ermöglichen der KINDL oder der KIDSCREEN-27 (Ravens-Sieverer et al. & the KIDSCREEN Group, 2006), welche neben dem Funktionsniveau auch Beeinträchtigungen in unterschiedlichen Funktionsbereichen und körperliches und seelisches Wohlbefinden ab dem Alter von 8 Jahren erfassen.

Intelligenzdiagnostik

Die individuelle Charakterisierung des Patienten wird abgerundet durch Verfahren zur Erfassung der kognitiven Leistungsfähigkeit, wie etwa der deutschen Ausgabe der *Wechsler Intelligence Scale for Children* (WISC-IV; Petermann & Petermann, 2011), um die Behandlung angepasst an das kognitive Niveau des Patienten planen zu können und Überforderungssituationen zu erkennen.

Hilfreiche Materialien:

- Begleitende Psychopathologie und die wichtigsten kinder- und jugendspezifischen Störungen können z. B. mit dem *Diagnostik-System für psychische Störungen nach ICD-10 und DSM-5 für Kinder und Jugendliche III* (*DISYPS-III*; Döpfner & Görtz-Dorten, 2016) erfragt werden. Ergänzend stehen im DISYPS-III neben den Checklisten auch Fragebögen zur Selbst- und Fremdbeurteilung zur Verfügung.

- Die *Conners Skalen zu Aufmerksamkeit und Verhalten* (Lidzba et al., 2013) geben einen Überblick über das Verhalten des Kindes oder Jugendlichen im Blick auf ADHS-Kernsymptome und Probleme, die im Zusammenhang damit auftreten (Aggressives Verhalten, Sozialverhalten, Exekutive Funktionen, Lernprobleme).
- Bei älteren Jugendlichen kann zur klinischen Einschätzung die Überprüfung anhand der *Internationalen Diagnosen Checklisten (IDCL, IDCL-P für ICD-10)* vorgenommen werden (Bronisch et al. 1995; Hiller, Zaudig & Mombour, 1997).
- Um Schlafprobleme zu erfassen, können bspw. das *Schlafinventar für Kinder und Jugendliche (SI-KJ)* im Alter zwischen 6 bis 11 Jahre (Lehmkuhl et al., 2015) sowie der *Schlaffragebogen* von Görtelmeyer für Jugendliche ab 16 Jahren (*SF-A/R und SF-B/R*; Görtelmeyer, 2011) verwandt werden.
- Die Identifikation adaptiver und defizitärer Emotionsregulationsstrategien kann mit dem *Fragebogen zur Erhebung der Emotionsregulation bei Kindern und Jugendlichen* (*FEEL-KJ*; Grob & Smolenski, 2009) erfolgen, der für Kinder ab dem 10. Lebensjahr zur Verfügung steht.
- Temperaments- und Persönlichkeitsaspekte (Neugierverhalten, Schadensvermeidung, Belohnungsabhängigkeit, Beharrlichkeit) werden gut mit dem *Junior Temperament und Charakter Inventar (JTCI)* erfasst, das sowohl als Selbstbeurteilung für Kinder ab dem 12. Lebensjahr als auch in der Fremdbeurteilung für Kinder im Alter zwischen 3 und 11 Jahren vorliegt (Goth & Schmeck, 2009).

2.1.3 Somatisch-neurologische Diagnostik

L3 | Leitlinie 3: Somatisch-neurologische Diagnostik

- Eine orientierende körperlich-neurologische Untersuchung sollte durchgeführt werden.
- Blutuntersuchungen (Blutbild, Leberenzyme) sollten vorgenommen werden, um körperliche Ursachen (z. B. Substanzmissbrauch, Stoffwechsel- und Autoimmunerkrankungen) der affektiven Veränderungen zu erkennen oder auszuschließen und Basisparameter für die späteren Verlaufskontrollen bei medikamentöser Behandlung zu gewinnen.
- EKG: Erhebung der Ausgangsparameter vor Beginn einer Behandlung mit Medikamenten, die Reizleitungsstörungen auslösen können (vgl. auch Leitlinie 11 zur Pharmakotherapie).
- MRT: Ein MRT des Schädels wird bei jeder Erstmanifestation einer manischen Symptomatik empfohlen, um Tumore oder andere Läsionen auszuschließen.

Affektive Schwankungen und Reizbarkeit werden bei einer Reihe von organischen Erkrankungen und bei Substanzmissbrauch berichtet. Im Rahmen der allgemein-körperlichen Untersuchung müssen daher Erkran-

Organische Grunderkrankungen ausschließen

kungen des zentralen Nervensystems, z.B. Infektionen (HIV, Borreliose etc.), raumfordernde Prozesse oder Epilepsien als mögliche Ursachen affektiver Schwankungen bedacht werden, des Weiteren bestimmte Infektionskrankheiten (z.B. Tbc), hormonelle Störungen (z.B. Schilddrüsenerkrankungen), sowie Autoimmun- und Stoffwechselerkrankungen (z.B. M. Wilson oder Porphyrien). Allerdings sind Störungen der Affektregulation, die im Kindes- und Jugendalter durch organische Grunderkrankungen bzw. die damit verbundenen Pharmakotherapien verursacht werden, insgesamt sehr selten.

Folgende organische Ursachen sind in Betracht zu ziehen:

- durch Substanzmissbrauch induzierte Reizbarkeit (Alkohol, Amphetamine, Cannabis, Kokain, Inhalantien),
- medikamentös induziertes manisches Syndrom (ACTH und Corticosteroide, Antidepressiva, Antiepileptika, Benzodiazepine),
- Erkrankungen des ZNS (Infektionen, inkl. HIV; Multiple Sklerose; Tumore, insb. des Orbitallappens; Temporallappen-Epilepsien),
- internistische Erkrankungen (z.B. Über- oder Unterfunktion der Schilddrüse, die den Affekt beeinflussen kann),
- Stoffwechselerkrankungen, z.B. Morbus Wilson (verminderter Coeruloplasmin- und Kupfergehalt im Blutplasma und gesteigerte Kupferausscheidung im Urin; im Stadium der neuropsychiatrischen Beteiligung ist bei der augenärztlichen Spaltlampenuntersuchung immer der Kayser-Fleischer'sche Kornealring, eine goldbraun-grüne Verfärbung am Rand der Hornhaut, nachweisbar).

2.1.4 Diagnosestellung

L4 Leitlinie 4: Diagnosestellung

– Störungen der Affektregulation stellen einen wichtigen Bestandteil unterschiedlicher Störungsbilder dar, finden aber im DSM und der ICD sehr unterschiedliche Berücksichtigung: In der ICD-10 stellt die Symptomatik keine eigenständige Diagnose dar. Im DSM-5 findet sich erstmals die neue Diagnose der „Disruptiven Affektregulationsstörung".
– Nicht in den Klassifikationssystemen enthalten, aber als Forschungsdiagnose etabliert ist die „Severe Mood Dysregulation" (SMD).

Fehlendes einheitliches Vorgehen bei der Diagnosestellung

Bislang besteht kein einheitliches Vorgehen bei der Diagnosestellung. Obwohl Störungen der Affektregulation einen wichtigen Bestandteil unterschiedlicher Störungsbilder darstellen (Cole, Michel & Teti, 1994) finden sie in den beiden Klassifikationssystemen DSM und ICD sehr unterschiedliche Berücksichtigung. Gemäß der im deutschsprachigen Raum verbindlichen ICD (gegenwärtig in der 10. Version, ICD-10; Remschmidt, Schmidt & Poustka, 2012) stellt die Symptomatik bislang keine eigenständige Diagnose dar. In der aktuellsten Version des DSM findet sich erstmals die neue Diagnose der Disruptiven Affektregulationsstörung (Disruptive Mood Dysregulation Disorder; DSM-5 296.99). Die meisten Kriterien hierfür waren bereits für die Diagnostik der Severe Mood Dysregulation (SMD) von Leibenluft et al. (2003) vorgeschlagen worden. Mit der SMD wird eine Symptomatik erfasst, die durch ein chronisches, nicht episodisches Auftreten schwerer Reizbarkeit und starker Erregtheit, anhaltende Traurigkeit oder wütende Stimmung gekennzeichnet ist. Die Symptomatik muss in ihrer Schwere ausgeprägt sein und ist von außen sehr gut erkenn- und beschreibbar (vgl. Tabelle 6).

Tabelle 6: Severe Mood Dysregulation Syndrome (SMD; nach Leibenluft, 2011; Leibenluft et al., 2003)

	Einschlusskriterien
1	Alter zwischen 7 und 17 Jahren, Störungsbeginn vor dem 12. Lebensjahr.
2	Ungewöhnlich veränderte Stimmung (spezifisch Ärger oder Traurigkeit), über mindestens die Hälfte des Tages, an den meisten Tagen und in einem für andere Personen aus dem Umfeld (z. B. Eltern, Lehrer, Peers) erkennbaren Schweregrad.
3	Erhöhte Erregbarkeit, die durch mindestens drei der folgenden Symptome definiert ist: Insomnie, Ruhelosigkeit, Ablenkbarkeit, Gedankenrasen oder Ideenflucht, Rededrang, Aufdringlichkeit.
4	Im Vergleich zu Gleichaltrigen zeigt das Kind eine erhöhte Reaktivität auf negative emotionale Reize, die sich verbal oder im Verhalten manifestiert. Zum Beispiel reagiert das Kind auf Frustration mit heftigen Wutanfällen, die in Relation zum Alter und zum frustrierenden Ereignis unangemessen sind. Diese Ereignisse treten im Durchschnitt mindestens dreimal pro Woche auf.
5	Die in 2, 3 und 4 beschriebenen Symptome sind gegenwärtig präsent und bestehen seit mindestens 12 Monaten ohne eine symptomfreie Phase, die länger als 2 Monate gedauert hat.
6	Die Symptomatik ist in mindestens einem Bereich stark beeinträchtigend (Zuhause, Schule, Peers). Zusätzlich werden Symptome in einem weiteren Bereich mit mindestens milder Ausprägung gezeigt.
	Ausschlusskriterien
1	Vorliegen eines der Kernsymptome der Manie: erhöhte oder expansive Stimmung, Größenwahn, erhöhter Selbstwert, episodisch reduziertes Schlafbedürfnis.
2	Die Symptome treten in ausgeprägten Phasen auf, die mehr als einen Tag andauern.
3	Die Kriterien für eine Schizophrenie, eine schizoaffektive Störung, eine tiefgreifende Entwicklungsstörung oder posttraumatische Belastungsstörung sind erfüllt.
4	Die Kriterien für eine Störung mit Substanzmissbrauch in den vergangenen drei Monaten sind erfüllt.
5	Das kognitive Leistungsniveau liegt unter 70.
6	Die Symptome lassen sich auf physiologische Effekte von Drogenmissbrauch oder auf generelle medikamentöse oder neurologische Bedingungen zurückführen.

SMD kann mit dem neu entwickelten entsprechenden Modul des K-SADS (vgl. Kapitel 3.1) gut erfasst werden.

Die DSM-5 Diagnose der Disruptiven Affektregulationsstörung

Diagnose nach DSM-5: Disruptive Affektregulationsstörung. Mit der aktuellsten, fünften Version des „Diagnostic and Statistical Manual of Mental Disorders" (DSM-5; American Psychiatric Association, 2013; deutsch: APA/Falkai et al., 2015) werden Auffälligkeiten der affektiven Dysregulation bei Kindern und Jugendlichen im Kapitel „Depressive Störungen als Disruptive Affektregulationsstörung" (Disruptive Mood Dysregulation Disorder, DMDD) beschrieben. Die Symptomatik ist gekennzeichnet durch eine chronische und persistierende Reizbarkeit und anhaltend störende Auffälligkeiten der Emotionsregulation (vgl. Kasten 4). Im Erscheinungsbild werden eine niedrige Frustrationstoleranz und schwere Wutausbrüche, einhergehend mit verbaler oder körperlicher Aggression, die sich gegen sich selbst, andere oder Gegenstände richtet, beschrieben. In der Häufigkeit treten die Wutausbrüche seit mindestens einem Jahr durchschnittlich dreimal oder häufiger in der Woche in mindestens zwei unterschiedlichen Bereichen (z. B. Familie, Schule, Peers) auf. Zwischen den Wutausbrüchen wird an den meisten Tagen eine von anderen beobachtbare, hohe Reizbarkeit und ärgerliche Verstimmtheit beschrieben. Die Diagnose soll nicht vor dem 6. Lebensjahr und nicht nach dem 18. Lebensjahr gestellt werden. Ausgeschlossen werden müssen eine hypomane, manische oder depressive Episode sowie eine bipolare Störung. Zur Differenzialdiagnostik siehe auch Leitlinie 2, Sektion 2.

Kasten 4: Diagnostische Kriterien für die Disruptive Affektregulationsstörung nach DSM-5 (Abdruck erfolgt mit Genehmigung aus der deutschen Ausgabe des Diagnostic and Statistical Manual of Mental Disorders, Fifth Edition © 2013, Dt. Ausgabe: © 2015, American Psychiatric Association. Alle Rechte vorbehalten)

A. Schwere wiederkehrende Wutausbrüche, die sich verbal (z. B. verbales Toben) und/oder im Verhalten (z. B. physische Aggression gegenüber Personen oder Gegenständen) manifestieren und die in ihrer Intensität oder Dauer in Bezug auf die Situation und den Anlass völlig unangemessen sind.
B. Die Wutausbrüche sind dem jeweiligen Entwicklungsstand unangemessen.
C. Die Ausbrüche ereignen sich durchschnittlich dreimal pro Woche oder öfter.
D. Die Stimmung zwischen den Ausbrüchen ist an beinahe jedem Tag über die meiste Zeit des Tages anhaltend reizbar oder ärgerlich und kann von anderen wahrgenommen werden (z. B. Eltern, Lehrer, Gleichaltrige)
E. Die Kriterien A bis D sind über einen Zeitraum von 12 oder mehr Monaten vorhanden. Während dieses Zeitraums gab es keine Episode von 3 oder mehr aufeinanderfolgenden Monaten, in der die Kriterien A bis D nicht erfüllt waren.
F. Die Kriterien A und D sind in mindestens zwei von drei Lebensbereichen vorhanden (z. B. im häuslichen Umfeld, in der Schule, unter Gleichaltrigen) und dabei in mindestens einer dieser Umgebung schwergradig ausgeprägt.
G. Die Diagnose sollte nicht erstmalig vor dem 6. Lebensjahr und nicht nach dem 18. Lebensjahr gestellt werden.
H. Das Alter der Erstmanifestation (Krankengeschichte oder Beobachtung) der Kriterien A bis E liegt vor dem 10. Lebensjahr.

I. Es gab nie eine abgegrenzte Zeitspanne, von mehr als 1 Tag, in der – mit Ausnahme des Zeitkriteriums – alle Symptomkriterien einer manischen oder hypomanen Episode erfüllt waren.
Beachte: Eine dem Entwicklungsstand angemessene gehobene Stimmung, z. B. im Zusammenhang mit dem Auftreten oder der Erwartung eines hochgradig positiven Ereignisses, sollte nicht als manisches oder hypomanisches Symptom gewertet werden.
J. Die genannten Verhaltensweisen treten nicht ausschließlich während einer Episode einer Major Depression auf und können nicht besser durch eine andere psychische Störung erklärt werden (z. B. Autismus-Spektrum-Störung, Posttraumatische Belastungsstörung, Störung mit Trennungsangst, Persistierende Depressive Störung [Dysthymie]).
Beachte: Diese Diagnose kann nicht zusammen mit folgenden Diagnosen vergeben werden: Störung mit Oppositionellem Trotzverhalten, Intermittierend Explosible Störung, bipolare Störung. Möglich ist hingegen die gleichzeitige Vergabe der Diagnose mit folgenden anderen Störungen: z. B. Major Depression, Aufmerksamkeitsdefizit-/Hyperaktivitätsstörung, Störung des Sozialverhaltens, Substanzkonsumstörungen. Personen, welche sowohl die Kriterien für die Disruptive Affektregulationsstörung als auch die für die Störung mit Oppositionellem Trotzverhalten erfüllen, sollten nur die Diagnose der Disruptiven Affektregulationsstörung erhalten. Sofern die Person jemals eine manische oder hypomane Episode erlebt hat, sollte die Diagnose der Disruptiven Affektregulationsstörung nicht vergeben werden.
K. Die Symptome sind nicht Folge der physiologischen Wirkung einer Substanz oder eines medizinischen oder neurologischen Krankheitsfaktors.

Diagnosestellung anhand des ICD-10

Diagnosen nach ICD-10. In der ICD-10 ist eine eigenständige Diagnosekategorie für die Symptomatik affektiver Dysregulation nicht vorgesehen. Ausgeprägte Temperamentsausbrüche und eine hohe emotionale Irritierbarkeit können begleitend bei unterschiedlichen Störungsbildern auftreten. Diagnosen, die häufig auch mit Störungen der Affektregulation einhergehen, finden sich in Tabelle 7.

Tabelle 7: Überblick über häufig mit Störungen der Affektregulation assoziierten Störungen gemäß ICD-10

F31.x	Bipolare affektive Störungen
F32.x	Depressive Störungen
F34.x	Anhaltende affektive Störungen
F43.0	Akute Belastungsreaktionen
F43.1	Posttraumatische Belastungsstörungen
F43.2	Anpassungsstörungen
F60.3	Emotional instabile Persönlichkeitsstörungen
F90.0	Einfache Aktivitäts- und Aufmerksamkeitsstörungen
F91.x	Störungen des Sozialverhaltens
F90.1	Hyperkinetische Störungen des Sozialverhaltens
F92.x	Störungen des Sozialverhaltens und der Emotionen

Um der Symptomatik gerecht zu werden, empfehlen wir dem Diagnostiker neben der herkömmlichen Diagnosestellung nach der ICD-10 eine orientierende Überprüfung der Symptomatik gemäß den DMS-5-Kriterien.

Umfassendes Bild beschreiben mithilfe der sechs ICD-10 Achsen

Multiaxiale Klassifikation. Die Diagnosestellung erfolgt bei Kindern und Jugendlichen gemäß ICD multiaxial auf sechs Achsen (vgl. Tabelle 8). Neben der klinisch-psychiatrischen Symptomatik (Achse 1) sind auch umschriebene Entwicklungsstörungen (Achse 2), das intellektuelle Leistungsniveau (Achse 3), körperliche Krankheiten aus den anderen Kapiteln der ICD (Achse 4), mit der Störung assoziierte abnorme psychosoziale Umstände (Achse 5) sowie das psychosoziale Funktionsniveau (Achse 6) eines Kindes/Jugendlichen zu erfassen. Auf diese Weise erschließt sich dem Behandler ein umfassendes Bild und es können zusätzliche Belastungsfaktoren, die für die Prognose und den Behandlungsverlauf von Einfluss sein können, berücksichtigt werden.

Tabelle 8: Multiaxiale Klassifikation nach ICD-10 (Remschmidt, Schmidt & Poustka, 2012)

Achse	ICD-10
1	Klinisch-psychiatrische Symptomatik
2	Umschriebene Entwicklungsrückstände
3	Intellektuelles Leistungsniveau
4	Körperliche Krankheiten anderer Kapitel
5	Assoziierte psychosoziale Umstände
6	Psychosoziales Funktionsniveau

Psychosoziale Risikofaktoren berücksichtigen

Bisherige Untersuchungen verweisen auf eine hohe Assoziation zwischen dem Bestehen psychosozialer Risiken und Störungen der Affektregulation (Jucksch et al., 2011; Scott et al., 2013). Entsprechend sollten Risikofaktoren wie beispielsweise abnorme intrafamiliäre Beziehungen (z. B. Mangel an Wärme in der Eltern-Kind-Beziehung, Disharmonie oder Misshandlungen), psychische Störungen in der Familie, inadäquate verzerrte intrafamiliäre Kommunikationsmuster, abnorme Erziehungsbedingungen (z. B. unzureichende elterliche Aufsicht und Steuerung) oder chronische zwischenmenschliche Belastungen im Zusammenhang mit der Schule berücksichtigt werden.

2.1.5 Problem-, Verhaltens-, Plan- und Ressourcenanalyse

Vor dem Hintergrund eines kognitiv-behavioralen Störungsverständnisses ist ein grundlegendes Ziel in der Psychotherapie mit dem Kind/Jugendlichen und seinen Eltern, ein Verständnis für die lerngeschichtlichen

Wirkfaktoren, die zur Ausbildung der Probleme geführt haben und die an der Aufrechterhaltung beteiligt sind, zu entwickeln. Davon ausgehend, dass jedes Verhalten veränderbar ist, gilt es zudem, mit den Kindern/Jugendlichen alternative Verhaltensweisen und Strategien zu erarbeiten, um sie in unterschiedlichen Kompetenzen der Emotionsregulation handlungsfähiger zu machen. Für die Abstimmung passender Therapieziele ist zunächst eine ausführliche Analyse der Probleme notwendig.

L5 **Leitlinie 5: Verhaltens-, Plan- und Ressourcenanalyse**

Sektion 1: Verhaltensanalyse mit dem Kind/Jugendlichen und den Bezugspersonen

- Verhaltensanalyse auf der Mikroebene: Erfasst werden auslösende Stimuli, individuelle biologische und lerngeschichtliche Charakteristika, Problemverhalten auf der kognitiven, motorischen, vegetativen und affektiven Ebene, kurz- und langfristige Konsequenzen.
- Dynamisches Selbstregulationsmodell.

Sektion 2: Plananalyse

- Hilfreich ist das Erfragen von übergeordneten Zielen und Plänen des Kindes/Jugendlichen (z. B. „Vertraue niemandem“, „Lass dir nichts bieten“).

Sektion 3: Makroanalyse

- Die Analyse der Makroebene richtet sich auf Zusammenhänge zwischen der Symptomatik und Einflussfaktoren aus der individuellen Lebens- und Lerngeschichte eines Kindes/Jugendlichen; dies umfasst etwa psychische und chronische somatische Erkrankungen in der Familie, familiäre Vorbilder beim Ausdruck von Emotionen, Frustration und Stress, oder den Erziehungsstil der Eltern.

Sektion 1: Verhaltensanalyse mit dem Kind/Jugendlichen und den Bezugspersonen

Für die Analyse problematischer Verhaltensweisen sowie der Faktoren, die bei der Entstehung und Aufrechterhaltung von zentraler Bedeutung sind, finden in kognitiv-behavioralen Behandlungsansätzen Beschreibungen auf der Mikro- sowie der Makroebene statt.

Beschreibung des Problemverhaltens anhand einer horizontalen Verhaltensanalyse

SORKC-Verhaltensanalyse auf der Mikroebene. Kernstück kognitiv-behavioraler Behandlungsansätze ist die lineare Beschreibung des Problemverhaltens anhand der Verhaltensanalyse (SORKC-Modell nach Kanfer & Saslow, 1965; vgl. auch Tabelle 9). Berücksichtigt werden hierbei die Bedingungen (S), die ein Problemverhalten (R) auslösen sowie die Konsequenzen (C), durch die es aufrechterhalten wird. Darüber hinaus werden relevante, individuelle biologische und lerngeschichtliche Charakteristika (O), die für die Ausbildung des Problemverhaltens vermutet werden können, betrachtet. Schließlich wird nach dem klassischen Modell auch die Kontingenz (K), das heißt die Regelmäßigkeit, mit der eine Konsequenz auf ein Problemverhalten erfolgt (z. B. intermittierend oder kontinuierlich) als Beitrag zur Aufrechterhaltung berücksichtigt.

Tabelle 9: SORKC-Variablen im Überblick

S	Auslösende Stimuli/situative Bedingung.
O	Relevante, individuelle biologische und lerngeschichtliche Charakteristika.
R	Problemverhalten auf der kognitiven, motorischen, vegetativen und affektiven Ebene.
K	Kontingenz Regelmäßigkeit, in der eine Konsequenz (C) auf das Problemverhalten erfolgt.
C	Kurz- und langfristige Konsequenzen positive (C^{+}) oder negative ($\not{C}^{-}$) Verstärker, die die Wahrscheinlichkeit für das Auftreten eines Problemverhaltens erhöhen, bzw. Bestrafung Typ I (C^{-}) oder Bestrafung ($\not{C}^{+}$)Typ II, die die Wahrscheinlichkeit für das Auftreten eines Problemverhaltens senken.

Veränderungen im Verlauf strukturiert erfassen und verstehen

Die Beschreibung eines Problemverhaltens und Analyse der individuellen Zusammenhänge anhand des SORKC-Schemas empfiehlt sich nicht nur in der Phase der Diagnostik und Therapieplanung, sondern auch zur Überprüfung von Veränderungen im Verlauf. Sie kann altersentsprechend angeleitet auch Kindern und Jugendlichen transparent Aufschluss über lerntheoretisch begründete Zusammenhänge bieten. Darüber hinaus eignet sich ihr Einsatz in der Arbeit mit den Bezugspersonen hervorragend zur Erläuterung notwendiger Veränderungen positiv oder negativ verstärkender Konsequenzen. Eine beispielhafte Verhaltensanalyse im Zusammenhang mit den auslösenden und aufrechterhaltenden Faktoren findet sich in Kapitel 5.1.

Rückkoppelungsprozesse einzelner Variablen aus dem SORKC beachten

Dynamisches Selbstregulationsmodell. Eine zentrale Erweiterung hat die klassische Verhaltensanalyse durch die Formulierung des dynamischen Selbstregulationsmodells (Kanfer & Karoly, 1972; Karoly, 1993; Reinecker, 2004) erfahren. Hierbei werden dynamische, rekursive Prozesse zwischen den einzelnen Variablen und ergänzende Variablenbereiche berücksichtigt. Ausgangssituation (S), Problemverhalten (R) und Konsequenzen (C) werden entsprechend in folgende Bereiche unterteilt:

- α: Externe, behaviorale Variablen, situative Einflüsse, beobachtbares Verhalten.
- β: Interne psychologische Variablen, z. B. Gedanken, Einstellungen, Erwartungen, individuelle Lerngeschichte.
- γ: Biologische, physiologische Prozesse.

Für die Organismusvariable (O) entfällt die Beschreibung von α.

Der Vorteil des dynamischen Selbstregulationsmodells liegt nach Esser (2008) darin, dass Rückkopplungsprozesse der einzelnen Variablen aus dem SORKC-Schema berücksichtigt werden. Was hingegen nicht berücksichtigt wird, sind die Kontingenz zwischen Verhalten und Konsequenz sowie eine Unterscheidung des Typus der Ausgangssituation, der bei der klassischen Verhaltensanalyse die Unterteilung zwischen: S_d (= Ausgangssituation, die die Wahrscheinlichkeit eines spezifischen Problemverhaltens begünstigt) und S_Δ (= Ausgangssituation, die die Wahrscheinlichkeit eines spezifischen Problemverhaltens verringert, bzw. diese nicht auftreten lässt).

Sektion 2: Plananalyse

In der Plananalyse nach Caspar und Goldfried (2007) werden übergeordnete Ziele und Pläne eines Kindes/Jugendlichen (z. B. „Vertraue niemandem“, „Lass dir nichts bieten“) berücksichtigt. Sie sind Teil der Organismusvariable und werden als überdauernde Dispositionen betrachtet. Entsprechend wird ein Problemverhalten nicht nur unter Berücksichtigung der Situation (S) und der Konsequenzen (C) interpretiert, sondern es erhält auch eine Funktion in Bezug auf Verfolgung und Wahrung übergeordneter Ziele und Pläne. Demnach kann es beispielsweise vorkommen, dass negative Gefühle dann auftreten, wenn übergeordnete Pläne eines Kindes/Jugendlichen gefährdet sind oder Handlungsalternativen fehlen. Nach Esser (2008) können Inkongruenzen zwischen Zielen und dem Verhalten ursächlich für eine Beeinträchtigung der Befindlichkeit sein, wobei sich Kinder/Jugendliche nicht immer der übergeordneten Ziele und Pläne bewusst sind und entsprechend im Gespräch induktiv aus dem konkreten Verhalten erschlossen werden müssen. Im Rahmen der Plananalyse gilt es neben der Exploration übergeordneter Ziele und Pläne auch die psychologischen Grundbedürfnisse eines Kindes/Jugendlichen zu berücksichtigen (Borg-Laufs, 2006), da übergeordnete Ziele oft auf eine Befriedigung dieser abzielen.

Negative Gefühle können entstehen, wenn Handlungsalternativen fehlen

Sektion 3: Makroanalyse

Im Rahmen der Makro- oder auch Bedingungsanalyse werden die Zusammenhänge zwischen der Symptomatik und zentralen Einflussfaktoren, die sich aus der individuellen Lebens- und Lerngeschichte eines Kindes/Jugendlichen ergeben, erschlossen. Zu den prädisponierenden Risikofaktoren affektiver Dysregulation zählen beispielsweise biologische und genetische Faktoren (bspw. Familienanamnese bipolarer Erkrankung) oder Temperamentsaspekte. Auch der familiäre Einfluss, der sich sowohl durch Modelllernen, z. B. im vorgelebten Ausdruck von Emotionen, Frustration, Stress etc. als auch über den erzieherischen Umgang mit entsprechenden Situationen vermittelt, nimmt einen hohen Stellenwert ein. Auch werden Zusammenhänge zwischen den einzelnen Symp-

Zentrale Einflussfaktoren zur Entstehung der Symptomatik identifzieren

tomen sowie Merkmale wie Situationsfaktoren (z. B. Schlüsselereignisse) oder Umweltfaktoren (z. B. familiärer Umgang mit Emotionen, Probleme der Affektregulation etc.), die ebenfalls im Zusammenhang angenommen werden, beschrieben.

Hilfreiche Materialien:

- Bartling, G., Echelmeyer, L., Engberding, M. & Krause R. (1996). *Problemanalyse im therapeutischen Prozess.* Stuttgart: Kohlhammer.
- Borg-Laufs, M. (2006). *Störungsübergreifendes Diagnostik-System für die Kinder- und Jugendlichenpsychotherapie (SDS-KJ). Manual für die Therapieplanung.* Tübingen: DGVT.
- Sulz, S. (2009). *Verhaltensdiagnostik und Fallkonzeption. Problemanalyse, Zielanalyse, Therapieplan.* München: CIP.
- Ubben, B. (2010). *Planungsleitfaden Verhaltenstherapie: Sitzungsaufbau, Probatorik, Bericht an den Gutachter.* Weinheim: Beltz PVU.

2.1.6 Verlaufskontrolle

Wirksamkeit der eingesetzten Methoden prüfen

Bei der Verlaufskontrolle sind Veränderungen und günstigenfalls eine Reduktion der eingangs diagnostizierten Kernprobleme zu berücksichtigen. Ziel ist die Überprüfung der Wirksamkeit der eingesetzten Methoden, mittels derer eine Reduktion der Symptomatik angestrebt wird. Aufbauend auf eine regelmäßige Verlaufskontrolle können therapeutische Interventionen angepasst und modifiziert werden.

L6 | **Leitlinie 6: Verlaufskontrolle**

Sektion 1: Beobachtung und Exploration des Kindes/Jugendlichen

Betrachtet und erfragt werden Veränderungen auf unterschiedlichen Ebenen (z. B. Interaktionsverhalten, Strategien zur Emotionsregulation, Problemlösekompetenzen, Bewertungsstrukturen). Ergänzend haben sich Selbstbeobachtungsbögen oder Tagebuchkarten als hilfreich erwiesen.

Sektion 2: Beobachtung der Interaktion mit den Bezugspersonen

Da Störungen der Affektregulation auch in der Begegnung mit Bezugspersonen deutlich werden, empfiehlt sich zur Verlaufskontrolle auch eine Interaktionsbeobachtung. Augenmerk kann z. B. gelegt werden auf Veränderungen im Umgang mit Aufforderungen, Anforderungen und Frustrationen.

Sektion 3: Exploration der Bezugspersonen
Die Exploration der Eltern liefert wertvolle Hinweise zur Wirksamkeit therapeutischer Interventionen und zur Umsetzung erarbeiteter Strategien. Dadurch kann das Kind/der Jugendliche die Erfahrung machen, dass Veränderungen auch im Umfeld wahrgenommen werden.
Sektion 4: Verlaufskontrolle anhand psychometrischer Verfahren
Im Rahmen der Eingangsdiagnostik verwendete Verfahren (z. B. Selbst- und Fremdbeurteilungen) können zur Verlaufsdiagnostik erneut eingesetzt werden.

Sektion1: Beobachtung und Exploration des Kindes

In der Arbeit mit dem Kind/Jugendlichen sind Veränderungen auf unterschiedlichen Ebenen zu erfassen. Zum einen lassen sich anhand von Verhaltensbeobachtungen Veränderungen im Interaktionsverhalten, in der Anwendung adaptiver Strategien zur Emotionsregulation und Problemlösekompetenzen beobachten. Auch in der direkten Exploration kann Aufschluss über Veränderungen in der Wahrnehmung von Problemen, in den Bewertungsstrukturen oder in der berichteten Anwendung adaptiver Emotionsregulationsstrategien gewonnen werden. Eine weitere Möglichkeit der kontinuierlichen und systematischen Verlaufskontrolle ist durch Selbstbeobachtungsbögen oder die Protokollierung anhand von Tagebuchkarten gegeben. Die Vorteile dieser Verfahren bestehen darin, dass durch die täglich zu erfüllende „Hausaufgabe“ eine kontinuierliche Selbstbeobachtung angeregt wird und Möglichkeiten der Selbstverstärkung (z. B. wenn die Anzahl der Konflikte über den Verlauf abnimmt) sowie Fremdverstärkung (z. B. durch positives Feedback) erhöht werden. Darüber hinaus bilden die Protokolle gute Möglichkeiten, die Wirksamkeit der in der Therapie bisher erarbeiteten Strategien zu überprüfen und nächste Therapieschritte zu planen.

Kontinuierliche Selbstbeobachtung über Tagebuchkarten

Sektion 2: Beobachtung der Interaktion mit den Bezugspersonen

Da Störungen der Affektregulation maßgeblich in der Interaktion mit den Bezugspersonen oder anderen Personen auftreten, empfiehlt sich eine regelmäßige Beobachtung entsprechender Interaktionen zur Verlaufskontrolle. Auf diese Weise können positive Veränderungen im Umgang mit Aufforderungen, Anforderungen, Frustrationen etc. oder in der Kommunikation verstärkt und Informationen für weitere Therapieziele gewonnen werden.

Interaktionen beobachten

Sektion 3: Exploration der Bezugspersonen

Rückmeldungen an das Kind über sein Verhalten sind essentiell

Um erarbeitete Strategien der Emotionsregulation in den Alltag zu generalisieren, bedarf es einer kontinuierlichen Einbeziehung der Bezugspersonen oder anderer Personen aus dem Umfeld. Durch die Exploration entsprechender Personen ist eine Überprüfung der Wirksamkeit therapeutischer Interventionen möglich. Darüber hinaus ist eine Sensibilisierung für notwendige Rückmeldungen an das Kind und Anleitung zur Umsetzung erarbeiteter Strategien möglich. Weiterhin kann das Kind/der Jugendliche die Erfahrung machen, dass Bemühungen und positive Veränderungen auch im Umfeld wahrgenommen werden.

Sektion 4: Verlaufskontrolle anhand psychometrischer Verfahren

Standardisierte Diagnostik im Verlauf

Grundsätzliches Ziel sollte im Rahmen der Behandlung eine Reduktion eingangs beschriebener und im Rahmen der Diagnostik systematisch erfasster Symptome sein. Entsprechend empfiehlt sich auch im Verlauf eine Überprüfung der Symptomatik anhand der eingangs verwendeten Verfahren (z. B. Fragebögen zur Selbst- und Fremdbeurteilung, Überprüfung der Diagnosekriterien).

2.2 Leitlinien zur Therapie

Bislang liegen für den deutschen Sprachraum noch keine spezifischen Leitlinien zur Behandlung affektiver Dysregulation von Kindern und Jugendlichen vor. Da die entsprechende Problematik häufig im Rahmen anderer Störungen auftritt, sind die von der Deutschen Gesellschaft für Kinder- und Jugendpsychiatrie, Psychosomatik und Psychotherapie

Tabelle 10: Übersicht über die Leitlinien zur Therapie von Störungen der Affektregulation

L7	Allgemeine Behandlungsprinzipien
L8	Psychoedukation
L9	Psychotherapeutische Strategien
L10	Elternarbeit und Arbeit mit weiteren Bezugspersonen
L11	Pharmakotherapie
L12	Lichttherapie

herausgegebenen „Leitlinien zur Diagnostik und Therapie von psychischen Störungen des Säuglings-, Kindes- und Jugendalter“ (2007) zu berücksichtigen. Grundsätzlich gilt es, ein individuelles, auf die spezifische Symptomatik, das Entwicklungsalter und die Entwicklungsaufgaben berücksichtigendes Behandlungskonzept zu erstellen. Tabelle 10 gibt einen Überblick über die im Folgenden dargestellten Leitlinien zur Therapie von Störungen der Affektregulation.

Entwicklungsalter und -aufgaben müssen berücksichtigt werden

2.2.1 Allgemeine Behandlungsprinzipien

L7 Leitlinie 7: Allgemeine Behandlungsprinzipien

Sektion 1: Behandlungsindikation

- Eine Behandlungsindikation ergibt sich aus der in aller Regel deutlichen Beeinträchtigung psychologischer, familiärer, sozialer und schulischer Funktionen, die mit der gestörten Affektregulation einhergehen. Dies gilt auch, wenn die Kinder und Jugendlichen selbst zunächst keinen Behandlungsbedarf sehen oder andere Therapieziele als die Bezugspersonen formulieren.
- Elemente der motivierenden Gesprächsführung können hilfreich sein, um Ängste oder Vorbehalte abzubauen und eine Therapiemotivation und Veränderungsbereitschaft zu erreichen.

Sektion 2: Behandlungssetting

- Der Schweregrad der Symptomatik sowie das Vorliegen begleitender Störungen und die Beeinträchtigung des psychosozialen Funktionsniveaus bestimmen maßgeblich die Wahl des Behandlungssettings. Eine ambulante Psychotherapie ist in der Regel bei nicht vorliegender akuter Selbst- oder Fremdgefährdung, ausreichender Veränderungsmotivation und zuverlässiger Mitarbeit möglich. Eine Indikation zur teil- oder vollstationären Behandlung besteht bei einer deutlichen Einschränkung im Alltag (eingeschränkter Schulbesuch oder vollständiger Schulabsentismus, akute Selbst- oder Fremdgefährdung).
- Die Behandlung im Einzelsetting bietet die Möglichkeit einer Behandlungsplanung, die individuell auf die Ressourcen und Bedingungsfaktoren des Problemverhaltens eingehen kann. Das einzeltherapeutische Settings bietet einen geschützten Rahmen, in dem sich Probleme leichter besprechen und neue Coping-Strategien erproben lassen. Ergänzende gruppentherapeutische Bausteine ermöglichen das Feedback durch Gleichaltrige, den Austausch in der Gruppe und das Lernen am Modell. Strategien zur Emotionsregulation können im Kontakt mit Gleichaltrigen erprobt werden.

Sektion 3: Interdisziplinäre Zusammenarbeit

- In aller Regel sollten Angebote unterschiedlicher Disziplinen bei der Behandlungsplanung berücksichtigt werden, sodass eine entsprechende Vernetzung und Kooperation unterschiedlicher Hilfesysteme erforderlich ist, etwa mit der Jugendhilfe, dem Gesundheitsamt und der Schule.

Sektion 4: Formulierung von Therapiezielen

- Die Formulierung der Therapieziele sollte sich an den individuellen Problemen des Kindes/Jugendlichen orientieren. Neben Zielen für das Kind/den Jugendlichen müssen häufig auch Ziele für die Bezugspersonen oder gemeinsame Ziele (z. B. Kommunikationsregeln) vereinbart werden. Hilfreich ist die Dokumentation auf einer Zielerreichungsskala, auf der auch Zwischenschritte (und Teilerfolge) festgelegt werden können.
- Wichtige Aspekte sind das Wahrnehmen, Erkennen und Benennen von Gefühlen, die Identifikation von Auslösern für belastende Gefühle und unangemessene Gefühlsausbrüche und der Aufbau einer angemessenen Interpretation emotionaler Stimuli und von Strategien zur Emotionsregulation.
- Zentrale Ziele für die Arbeit mit den Bezugspersonen sind ein besseres Verständnisses der Entstehung und Aufrechterhaltung des Problemverhaltens, die Identifikation von Auslösern für belastende Gefühle oder Gefühlsausbrüche und die Unterstützung des Kindes beim Einsatz von hilfreichen Strategien zur Emotionsregulation.

Sektion 1: Behandlungsindikation

Kinder und Jugendliche sehen oft keinen Behandlungsbedarf

Zur Abklärung einer psychischen Störung sollte eine Diagnostik erfolgen, die sich an den aktuellen Leitlinien orientiert. Liegt nach dem Erscheinungsbild und dem Schweregrad eine psychische Störung von Krankheitswert vor, ist zunächst von einer Behandlungsindikation auszugehen. Dies begründet sich auch darin, dass Probleme der emotionalen Dysregulation in der Regel mit einer deutlichen Beeinträchtigung psychologischer, sozialer und schulischer Funktionen einhergehen. Gleichwohl benennen Kinder und Jugendliche oft keinen Behandlungsbedarf oder formulieren andere Therapieziele als die Bezugspersonen (Winter, Wiegard, Welke & Lehmkuhl, 2005). Daher sollte sorgfältig geprüft werden, durch welche Maßnahmen eine hinreichend günstige Prognose für eine Verbesserung der Symptomatik zu erzielen ist.

Unter Berücksichtigung des aktuellen Forschungsstandes sind bei der Behandlung von Störungen der Affektregulation bei Kindern und Jugendlichen unterschiedliche Methoden und Behandlungsbausteine im Rahmen eines multimodalen Behandlungskonzeptes zu integrieren.

Ängste ab-, Therapiemotivation aufbauen

Dem Kind/Jugendlichen ist transparent darzulegen, wie sich aus therapeutischer Sicht eine Behandlungsindikation begründet. Neben Aspekten einer therapeutischen Grundhaltung sollten darüber hinaus die Interessen und Anliegen des Kindes/Jugendlichen im Sinne eines *informed consent* berücksichtigt werden (Rothärmel, Wolfslast & Fegert, 1999). Um Ängste oder Vorbehalte abzubauen oder eine Therapiemotivation und Veränderungsbereitschaft zu erwirken, bedarf es der Anwendung entwicklungsgemäßer therapeutischer Methoden. Zunehmend werden hierfür Konzepte aus dem Bereich der Erwachsenenpsychotherapie wie beispielsweise die motivierende Gesprächsführung (Miller & Rollnick, 2009) oder Methoden der kognitiven Verhaltenstherapie für den Kinder- und Jugendbereich adaptiert (Naar-King & Suarez, 2012; Schlarb & Stavemann, 2011).

Motivational Interviewing

Sektion 2: Behandlungssetting

Die Wahl des Behandlungssettings hängt von unterschiedlichen Aspekten ab. Von Bedeutung sind zum einen der Schweregrad der Symptomatik sowie das Vorliegen komorbider Störungen. Zum anderen gilt es, die Beeinträchtigung des psychosozialen Funktionsniveaus zu berücksichtigen. Hierbei sind sowohl persönliche und umgebungsbedingte Ressourcen und Einschränkungen sowie der Grad der Adaption bzw. Beeinträchtigung in unterschiedlichen sozialen Kontexten einzuschätzen. Bei der Behandlungsplanung sollten unterschiedliche Maßnahmen aus dem medizinischen, psychologischen und pädagogischen Bereich in Erwägung gezogen werden (insbesondere bei schweren Störungen oder multiplen psychosozialen Belastungen können auch mehrere Maßnahmen gleichzeitig indiziert sein).

Ambulante, teil- und vollstationäre Therapie. Für den Bereich Psychiatrie und Psychotherapie kann je nach Behandlungsindikation eine ambulante, teilstationäre oder stationäre Maßnahme in Erwägung gezogen werden.

Ambulante Behandlung

Eine Indikation für eine ambulante Psychotherapie besteht dann, wenn eine akute Selbst- oder Fremdgefährdung ausgeschlossen werden kann und zu erwarten ist, dass eine hinreichende Aussicht auf einen Behandlungserfolg besteht. In der Regel ist dies dann gegeben, wenn eine Veränderungsmotivation oder eigene Therapieziele durch das Kind/den Jugendlichen benannt werden und eine Therapie-Compliance (z. B. regelmäßige und zuverlässige Wahrnehmung der Termine, Durchführung therapeutischer Hausaufgaben etc.) gegeben ist. Der Vorteil einer ambulanten Maßnahme liegt darin, dass das Kind/der Jugendliche in seinem sozialen Alltag bleibt und die therapeutischen Interventionen an diesen Kontext angepasst und in diesem sehr alltagsnah generalisiert werden können.

(Teil-)stationäre Behandlung

Wie auch bei anderen Störungen gilt: Je schwerer die Ausprägung, je vielfältiger die Symptomatik und je geringer das psychosoziale Funktionsniveau, beispielsweise durch einen Mangel an familiären und sozialen Ressourcen, desto eher sollte zunächst über eine teil- oder vollstationäre Behandlungsphase zur Stabilisierung nachgedacht werden. Eine entsprechende Indikation besteht beispielsweise auch dann, wenn die

Störung zu einer deutlichen Einschränkung im Alltag führt, nur noch ein eingeschränkter Schulbesuch erfolgt oder ein vollständiger Schulabsentismus vorliegt, eine akute Selbst- oder Fremdgefährdung oder andere Gründe zu der Einschätzung führen, dass keine hinreichende Aussicht auf Erfolg durch eine ambulante Behandlung besteht.

Hohe Behandlungsintensität im (teil-)stationären Setting

Der Vorteil teil- oder vollstationärer Maßnahmen besteht in der häufig interdisziplinären Versorgungsstruktur. Medizinische, psychotherapeutische und pädagogische Maßnahmen können schneller aufeinander abgestimmt oder parallel zueinander initiiert werden, sodass die Behandlungsintensität oft höher ist, als das im ambulanten Rahmen möglich wäre. Darüber hinaus findet sich häufig ein verstärktes Angebote von Gruppeninterventionen. Oft führen Störungen der Affektregulation zu Konflikten und negativen Erfahrungen mit Gleichaltrigen, kommt es in der Folge zum Rückzug oder zu einer Identifikation mit problembelasteten Peers, was erneut als aufrechterhaltender Prädiktor für die Aufrechterhaltung gesehen werden muss (Pokhrel, Sussman, Black & Sun, 2011).

Behandlungsplan auf individuelle Besonderheiten abstimmen

Einzel- und Gruppenpsychotherapie. Das Einzelsetting bietet die Möglichkeit einer sehr individuellen Behandlungsplanung. In diesem Rahmen können besonders gut die Ressourcen sowie die Bedingungsfaktoren des Problemverhaltens analysiert werden. Auf diese Weise ist es auch möglich, einen auf die individuellen Besonderheiten abgestimmten Behandlungsplan zu erstellen. Neben der spezifischen Anpassung besteht ein Vorteil des einzeltherapeutischen Settings in dem sehr geschützten Rahmen, in dem sich Probleme oft leichter besprechen und neue Coping-Strategien erprobt und geübt werden können. Der Nachteil besteht jedoch darin, dass die Probleme affektiver Dysregulation meist in der Interaktion mit anderen auftreten und die im Einzelsetting erarbeiteten Strategien vom Kind/Jugendlichen auf diesen Kontext übertragen werden müssen.

Interaktionelle Probleme im Gruppensetting ggf. besser bearbeitbar

Je nach Möglichkeit sollten daher auch gruppentherapeutische Maßnahmen in Erwägung gezogen werden. Kinder/Jugendliche können hier erheblich durch das Feedback Gleichaltriger profitieren, eigene Ressourcen entdecken und einbringen, Modellfunktionen übernehmen oder von Modellen lernen. Auch können therapeutisch erarbeitete Strategien zur Emotionsregulation im Kontext Gleichaltriger erprobt und trainiert werden und es ergibt sich der Austausch mit Betroffenen.

Sektion 3: Interdisziplinäre Zusammenarbeit

Aufgrund der Komplexität problembedingender und -aufrechterhaltender Faktoren besteht im Kinder- und Jugendbereich in der Regel die Notwendigkeit, Angebote unterschiedlicher Disziplinen zu kennen und diese bei der Förder- bzw. Behandlungsplanung zu berücksichtigen. Vielfach ist eine entsprechende Vernetzung und Kooperation unterschiedlicher Hilfesysteme erforderlich. Aufgrund der vielschichtigen Probleme und der oft hohen Belastung des Bezugssystems kann eine Unterstützung durch professionelle Berufsgruppen aus dem Bereich der Jugendhilfe sehr sinnvoll sein. Je nach Indikation kann es hierbei nicht nur um eine Alltagsunterstützung des Bezugssystems, sondern auch um Möglichkeiten der direkten Einbindung in den therapeutischen Prozess gehen. Auf diese Weise können Dritte co-therapeutisch angeleitet werden und in der Therapie erarbeitete Inhalte unterstützt im Alltag generalisiert werden. Neben spezifischen psychiatrischen und psychotherapeutischen und pädagogischen Maßnahmen kann es im Einzelfall auch um eine Kooperation mit anderen Professionen aus den Bereichen Gesundheitsversorgung oder Schule indiziert sein.

Unterstützung durch professionelle Helfersysteme

Sektion 4: Formulierung von Therapiezielen

Die Formulierung der Therapieziele sollte sich an den individuellen Problemen des Kindes/Jugendlichen orientieren. Oft besteht im Zusammenhang mit diesen ein erhöhter Leidensdruck und Wunsch nach einer Veränderung. Aufgrund der Tatsache, dass bei der Entstehung und Aufrechterhaltung die Ursachen in der Regel nicht allein im Verhalten des Kindes zu sehen sind, gilt jedoch unmittelbar die Notwendigkeit einer Einbeziehung von Bezugspersonen zu prüfen bzw. zu berücksichtigen. Entsprechend müssen neben Zielen für das Kind auch Ziele für die Bezugspersonen (z. B. Umsetzung angemessener Strategien im Umgang mit Problemverhalten) oder gemeinsame Ziele (z. B. wenn es um die Erarbeitung von Kommunikationsregeln geht) aufgestellt werden. Um die jeweiligen Therapieziele zu hierarchisieren und überschaubar zu machen, empfiehlt sich die Dokumentation auf einer Zielerreichungsskala (vgl. M11, S. 136), auf der auch Zwischenschritte (und Teilerfolge) festgelegt werden können. Im Allgemeinen sollten bei der Formulierung von Therapiezielen mit dem Kind/Jugendlichen folgende Aspekte berücksichtigt werden:

Gemeinsame Ziele von Betroffenem und Bezugspersonen

- Wahrnehmen, Erkennen und Benennen von Gefühlen.
- Identifikation von Triggern (emotional, kognitiv, körperbezogen, situativ) als Auslöser für belastende Gefühle und unangemessene Gefühlsausbrüche.
- Aufbau einer angemessenen Interpretation emotionaler Stimuli.
- Aufbau von Emotionsregulationsstrategien.

Bei der Arbeit mit den Bezugspersonen sind es die oben bereits aufgeführten Besonderheiten, die eine Einführung und Generalisierung therapeutischer Interventionen in den Alltag oft erschweren. Grundsätzlich ist davon auszugehen, dass der Therapieerfolg insbesondere bei jüngeren Kindern maßgeblich von der Mitarbeit und Umsetzung von Interventionen durch Bezugspersonen abhängt. Zentrale Ziele für die Arbeit mit den Bezugspersonen sind:

- Aufbau eines Verständnisses für die Probleme des Kindes und für die Zusammenhänge bei der Entstehung und Aufrechterhaltung von Problemverhalten.
- Wahrnehmung der kindlichen Emotionen und Identifikation von potenziellen Triggern als Auslöser für belastende Gefühle und unangemessene Gefühlsausbrüche.
- Anleitung und Unterstützung beim Einsatz von adaptiven Emotionsregulationsstrategien.

Dauer in Abhängigkeit der Komplexität der Symptomatik

Die Dauer der Psychotherapie ist unterschiedlich und sollte sich an der Komplexität der Symptomatik orientieren. Wird eine geplante Behandlung durch unterschiedliche Faktoren begünstigt (z. B. dringender Veränderungswunsch, Motivation zur Mitarbeit seitens des Kindes/Jugendlichen und seiner Bezugspersonen, hohe Selbstreflexions- und Introspektionsfähigkeit, gute verbale Fertigkeiten etc.) kann mitunter schon im Rahmen einer Kurzzeittherapie eine Besserung erzielt werden.

Tabelle 11: Übersicht der Informationen zum diagnostischen und therapeutischen Prozedere

Grundlegende Informationen	– Schweigepflicht – Datenschutz (auch Anonymisierung im Gutachterverfahren)
Informationen zum Ablauf und Organisation (ambulantes Setting)	– Probatorik (z. B. Anzahl der Sitzungen, Informationen zum diagnostischen Vorgehen) – Psychotherapeutische Behandlung (voraussichtliche Dauer, Anzahl der Sitzungen für das Kind/den Jugendlichen und die begleitenden Bezugspersonen) – Terminliche Abstimmung/Umgang mit Terminverhinderungen (Regelung rechtzeitiger Absagen oder Vereinbarung zu evtl. Ausfallhonoraren)
Inhaltliche Informationen	– Therapieverfahren und geplantes methodisches Vorgehen (einschließlich der Einbeziehung des sozialen Umfeldes) – Behandlungsalternativen – Mögliche Nebenwirkungen – Notwendige nicht psychotherapeutische Behandlungsmaßnahmen (z. B. medikamentöse Behandlung)

Hilfreiche Materialien:

- Therapieziele können mithilfe der *Zielerreichungsskala* (vgl. M11, S. 136) hierarchisiert, überschaubar gemacht und dokumentiert werden.

2.2.2 Psychoedukation

L8 | **Leitlinie 8: Psychoedukation**

Sektion 1: Psychoedukation des Kindes/Jugendlichen

- Erstes Ziel der Psychoedukation ist die Erarbeitung und Vermittlung eines Störungsmodells. Hilfreich ist es, mit dem Kind/Jugendlichen typische Problemsituationen zu sammeln und Gemeinsamkeiten zwischen diesen herauszuarbeiten. So kann der Teufelskreis von Besonderheiten in der Aufmerksamkeitslenkung, der erhöhten Neigung zu Frustration und verringerter Verhaltenskontrolle verständlich gemacht werden.
- Im Zuge der Ableitung eines Therapierationals sollen die Kinder/Jugendlichen lernen, auslösende Stressoren und körperliche Signale ihrer Schwierigkeiten zu identifizieren, Emotionen zu erkennen und in ihrer Intensität differenziert wahrzunehmen und den Zusammenhang zwischen Emotionen und Verhalten und den oft nachfolgenden negativen Konsequenzen zu erarbeiten.

Sektion 2: Psychoedukation der Bezugspersonen

- Die Bezugspersonen sollten Informationen zur Symptomatik, zu Erklärungsmodellen für die Entstehung und Aufrechterhaltung der Schwierigkeiten und zu verschiedenen Behandlungsmöglichkeiten erhalten. Sie sollten über Möglichkeiten zum positiven Beziehungsaufbau und zur Motivierung des Kindes (Lob, positive Aktivitäten), und Umgangsmöglichkeiten mit Problemverhalten (gezieltes Ignorieren, Auszeit) aufgeklärt werden.

Sektion 1: Psychoedukation des Kindes/Jugendlichen

Vermittlung von Information zu Beginn der Behandlung

Die Psychoedukation steht in der Regel am Anfang der therapeutischen Zusammenarbeit. Wichtigste Aspekte sind die Vermittlung von Informationen über die Symptomatik, die Ursachen sowie die Behandlungsmöglichkeiten. In der Psychoedukation lernen die Kinder, auslösende Stressoren und körperliche Signale zu identifizieren, unterschiedliche Emotionen zu erkennen und in ihrer Intensität differenziert wahrzunehmen. Hierbei geht es auch um die Vermittlung des Einflusses, den Emotionen auf ein Verhalten haben und die Identifikation der oft mit dem Verhalten einhergehenden negativen Konsequenzen.

Verantwortungsübernahme und Behandlungsmotivation fördern

Grundlegender Gedanke ist es, dass durch die Psychoedukation ein Krankheitsverständnis aufgebaut und die Übernahme von Eigenverantwortung sowie einen Behandlungsmotivation beim Kind/Jugendlichen gefördert wird (Schaub, Bernhard & Gauck, 2004). Um das Kind/den Jugendlichen nicht zu überfordern, ist in der Zusammenarbeit eine Anpassung an das sprachliche und kognitive Entwicklungsniveau des Patienten erforderlich. Zeitlich und inhaltlich sollte eine Begrenzung auf die zentralen Aspekte erfolgen. Mitunter kann es motivierend sein, als Grundlage für die Psychoedukation therapeutische Geschichten hinzuzuziehen.

Vermittlung und Erarbeitung eines Störungsmodells. In Anlehnung an das Störungsmodell zur affektiven Dysregulation von Leibenluft (2011) lassen sich die Zusammenhänge zwischen neurobiologischen Fehlfunktionen und der erhöhten Bereitschaft zu Frustration bei gleichzeitig verringerter Verhaltenskontrolle mit dem Kind/Jugendlichen herausarbeiten.

Verstärkte Frustrationsbereitschaft und Fehlinterpretationen

Wichtig ist, darauf hinzuweisen, dass die verstärkte Frustrationsbereitschaft im Zusammenhang mit Defiziten in der Aufmerksamkeitslenkung und der daraus resultierenden erhöhten Wahrscheinlichkeit für Fehlinterpretationen sozial-emotionaler Situationskontexte einhergeht. Dies mündet letztendlich in einen Teufelskreis, da die Wahrscheinlichkeit für das Nicht-Erreichen eines Zieles sich erhöht und gleichzeitig die Frustrationsschwelle abgesenkt wird. Infolge dessen kommt es zu gesteigerter Reizbarkeit und einer verringerten Verhaltenskontrolle.

Genetisch bedingt erhöhte Impulsivitätsneigung

Zusätzlich zu dieser horizontalen Betrachtung der Auslösesituationen und des Teufelskreises können Risikofaktoren, wie beispielsweise eine genetisch bedingte erhöhte Impulsivitätsneigung, oder fehlende Rollenmodelle zu adäquater Emotionsregulation in der Familie mit in das Modell eingebaut werden.

Zur Erarbeitung des Störungsmodells ist es hilfreich, typische Problemsituationen zu sammeln und Gemeinsamkeiten zwischen diesen herauszuarbeiten. Ein Beispiel einer solchen Problemsituation, in der es zu einem verstärkten Frustrationserleben und aggressivem Ausagieren bei geringer Verhaltenskontrolle kommt, zeigt das folgende Fallbeispiel.

Fallbeispiel: Beispielhafte Problemsituation mit Frustrationserleben und aggressivem Ausagieren bei geringer Verhaltenskontrolle

Aufgrund der affektiven Dysregulation gelingt es Finn (10 Jahre) häufig nicht, im Unterricht bei Stillarbeit seine Aufgaben zu vollenden (blockiertes Zielerreichen). Die Wahrscheinlichkeit, dass er die Aufgabe wie alle anderen auch in der vorgegebenen Zeit beendet, wird dadurch beeinträchtigt, dass er oft nicht in der Lage ist, flexibel auf eine Situationsänderung zu reagieren. Dies können wir auf Defizite in seinen neurobiologischen Systemen (bspw. Über- oder Unteraktivierung) zurückführen. Diese Defizite in der Informationsverarbeitung und Aufmerksamkeitslenkung unterstützen in diesem Moment, dass Finn die Instruktion der Lehrerin nicht richtig beachtet und die Uhrzeit bei der Bearbeitung der Aufgabe nicht im Auge hat. Er kann sein Arbeitstempo auch trotz der Ermahnung der Lehrerin nicht erhöhen, um die Aufgabe zu vollenden und wird mit dem Mathetest nicht fertig. Dadurch sinkt die Frustrationstoleranz ab. Als Finn der Lehrerin sein unfertiges Aufgabenheft zeigen muss, hört er, wie sein Banknachbar lacht. Finn geht davon aus, dass das Lachen sich auf ihn bezieht, weil er mal wieder die Aufgaben nicht beenden konnte, anstatt möglicherweise andere Erklärungsversuche zu unternehmen und sich die Situation genauer anzuschauen. Auch für diese Hypothesen finden sich Korrelate in neurobiologischen Systemen. Finn ist deshalb sauer auf seinen Banknachbarn und verspürt eine Welle von Ärger, die er nicht mehr regulieren kann. Im Affekt schubst er deshalb seinen Banknachbarn vom Stuhl.

Therapeutische Ansatzpunkte herausarbeiten

Aus diesem Modell können in der Folge die möglichen therapeutischen Ansatzpunkte herausgearbeitet werden:

- Förderung positiver Aufmerksamkeitslenkung,
- Verbesserung der Emotionserkennung und des Ausdrucks von Gefühlen,
- kognitive Interventionen zur Vermeidung von Fehlinterpretationen,
- Verbesserung der Selbstregulation,
- Verbesserung der Zielerreichung,
- Erlernen eines Entspannungsverfahren.

Darüber hinaus sind ggf. die Durchführung von Trainingselementen zu sozialen Kompetenzen und Problemlösestrategien sowie kommunikative Fertigkeiten je nach individuellem Bedürfnis des Kindes/Jugendlichen in Betracht zu ziehen.

Ableitung eines Therapierationals. Der Therapieplan wird mit dem Kind/Jugendlichen in Anlehnung an das individuelle Störungsmodell erarbeitet. Anhand des vorgeschlagenen Störungsmodells lassen sich folgende Bereiche identifizieren, die in der Therapieplanung Beachtung finden sollten:

Für Therapieplanung relevante Bereiche

1. Selektive Aufmerksamkeit und daraus resultierende Fehler in der Informationsverarbeitung/Bewertung.
2. Defizitäre Emotionserkennung.
3. Niedrige Frustrationstoleranz/geringe Verhaltenskontrolle.
4. Defizitäre Zielerreichung.

Um diese defizitären Bereiche zu bearbeiten, sollen die Patienten lernen, auslösende Stressoren und körperliche Signale zu identifizieren, unterschiedliche Emotionen zu erkennen und in ihrer Intensität differenziert wahrzunehmen. Hierbei geht es auch um die Vermittlung des Einflusses, den Emotionen auf ein Verhalten haben und die Identifikation der oft mit dem Verhalten einhergehenden negativen Konsequenzen. Für den Umgang mit negativen relevanten Emotionen des Störungsbildes wie insbesondere Ärger und Traurigkeit können beispielsweise unterschiedliche kognitive, körperliche und interpersonelle Bewältigungsstrategien der Selbstberuhigung, Selbstkontrolle, verbalen/nonverbalen Kommunikation und Problemlösung erarbeitet werden. Zudem können Protokolle zu spezifischen Gefühlen wie bspw. Ärger über die Woche geführt werden, was die Generalisierung erlernter Konzepte erleichtern soll. Zur Förderung eines positiven Selbstbildes und zur Etablierung einer positiven Beziehungsgestaltung mit anderen kann bspw. die Thematisierung individueller Talente und Kompetenzen erfolgen.

Sektion 2: Psychoedukation der Bezugspersonen

Positiver Beziehungsaufbau, Motivationsaufbau und Verstärkerprinzipien wichtige Komponenten

Wie auch mit dem Kind/Jugendlichen sollten die Bezugspersonen im Rahmen der Psychoedukation zunächst Informationen zur Symptomatik, Erklärungsmodellen der Entstehung und Aufrechterhaltung sowie Behandlungsmöglichkeiten erhalten. Inhaltlich sollte die Psychoedukation zu Prinzipien der Verhaltensmodifikation, zur Unterscheidung von Symptomen und normativem Verhalten, zu Aspekten der Schlafhygiene, zum Aktivitätenaufbau und zu sozialen Aufgaben erfolgen. Darüber hinaus ist es wichtig, da inzwischen durch zahlreiche Untersuchungen der elterliche Einfluss auf die Entwicklung des Emotionsverständnisses und der Fähigkeiten zur Emotionsregulation eines Kindes nachgewiesen wurden (Brigett et al., 2011; Chang et al., 2003), Eltern über Möglichkeiten zum positiven Beziehungsaufbau und zur Motivierung des Kindes aufzuklären und Verstärkerprinzipien wie Lob und positive Aktivitäten zu erläutern. Des Weiteren sollte mit den Eltern über wirkungsvolle Aufforderungen und die Umgangsmöglichkeiten mit Problemverhalten (gezieltes Ignorieren, Auszeit) gesprochen werden und eine Sensibilisierung für Auslöser und typische Stressoren, die zu Ärger oder Traurigkeit des Kindes führen, erfolgen. Ziel der Psychoedukation ist es, dass Eltern ihre Rolle in der Vermittlung und Anleitung eines angemessenen Umgangs mit Emotionen erkennen und Informationen über mögliche Strategien zum Coaching des Kindes erhalten.

2.2.3 Patientenzentrierte psychotherapeutische Strategien

Vielfalt an therapeutischen Möglichkeiten

Für die psychotherapeutische Behandlung der affektiven Dysregulation liegen bislang kaum spezifische Therapieansätze vor. Dies erklärt sich durch die Tatsache, dass die Symptomatik häufig im Kontext unterschiedlicher Störungen beschrieben wird und eine klinische diagnostische Zuordnung aufgrund kontroverser Diskussionen zur Entität affektiver Dysregulation erschwert ist. Für die klinische Praxis ergibt sich die Notwendigkeit, auf störungsspezifische Behandlungsmanuale, die Bausteine zur Verbesserung der Kernsymptomatik bieten, zurückzugreifen. Hierdurch ergibt sich einerseits eine enorme Vielfalt an methodischen Möglichkeiten. Andererseits nehmen Bausteine, die sich gezielt für die Behandlung affektiver Dysregulation eignen, oft nur einen geringen Stellenwert ein, sodass die Therapieplanung – unter der Maßgabe, bewährte Methoden zu integrieren – gegenwärtig noch recht mühsam ist.

Ein erstes Programm, welches explizit versucht, der externalisierenden und internalisierenden Symptomatik der affektiven Dysregulation gleichermaßen gerecht zu werden, stellt der Ansatz von Waxmonsky et al. (2013) dar (vgl. auch Kapitel 3.12). Es handelt sich hierbei um einen ersten evaluierten Ansatz zur Behandlung von Kindern mit einer Aufmerksamkeitsdefizit-/Hyperaktivitätsstörung und begleitenden emotionalen Regulationsstörungen. Das Programm wurde als Gruppenprogramm konzipiert. Ein spezifisch für ein einzeltherapeutisches Setting konzipiertes Behandlungsprogramm, welches auf die Kernsymptomatik affektiver Dysregulation als Hauptsymptomatik eingeht, liegt unserer Kenntnis nach bislang nicht vor. Im Folgenden sollen daher Module aus bestehenden Manualen vorgestellt werden, welche unserer Erfahrung nach hilfreich bei der Behandlung der Kernsymptomatik affektiver Dysregulation sind und als zentrale Elemente der Behandlung herangezogen werden sollten.

Gruppentherapeutisches Programm

L9 Leitlinie 9: Psychotherapeutische Strategien

Sektion 1: Erstellung eines individuellen Therapieplans

- Damit die Interventionen zu einer größtmöglichen Reduktion der Verhaltensprobleme führen können, sind bei der Therapieplanung individuelle Rahmenbedingungen zu berücksichtigen, z. B. Diskrepante Erziehungsvorstellungen, stark begrenzte zeitliche Ressourcen, psychische oder körperliche Erkrankungen der Eltern und psychosoziale Sorgen.

Sektion 2: Emotionen wahrnehmen, erkennen und benennen

- Die Veränderung von Störungen der Emotionsregulation setzt das Wahrnehmen, Erkennen und Benennen von Emotionen voraus. So kann es wertvoll sein, den Patienten zu Situationen zu befragen, in denen belastende Emotionen auftreten. Zur Einschätzung der Intensität bietet sich eine Einschätzung an, z. B. von 0 = nicht stark bis 10 = ganz intensiv. Ziel ist es u. a., Emotionen zu unterscheiden, Emotionen anderer zu erkennen und eigenen Emotionen Ausdruck zu verleihen.
- Bei Jugendlichen können auch Zusammenhänge zwischen Emotionen, Gedanken und Verhalten erarbeitet werden. Durch Achtsamkeitsübungen können Emotionen, die zu belastenden Emotionsausbrüchen führen, besser wahrgenommen und durch rechtzeitige Emotionsregulationsstrategien reduziert oder kontrolliert werden.

Sektion 3: Identifikation von emotionalen, körperlichen und kognitiven Triggern

- Dem Kind/Jugendlichen soll Hilfe angeboten werden, um emotionale, körperliche und kognitive Trigger für belastende Emotionen zu identifizieren. Werden diese Trigger rechtzeitig erkannt, besteht die Möglichkeit, eine angemessene Emotionsregulation zu erlernen.
- Auslöser für belastende Emotionsausbrüche können sehr unterschiedlich sein. Daher ist eine Erarbeitung individueller Auslöser wichtig. Auch Situationen oder interaktionelle Konstellationen können als auslösende oder verstärkende Bedingungen bedeutsam sein.

Sektion 4: Erkennen von nicht hilfreichen Interpretationen emotionaler Stimuli
– Kinder/Jugendliche mit Störungen der Emotionsregulation neigen zu einer verzerrten Wahrnehmung und interpretieren uneindeutige oder neutrale Situationen schnell als feindselig und gegen sie gerichtet. – Dem liegen oft typische Denkfehler und Bewertungsmuster zugrunde (z. B. dichotomes Denken, Generalisierung, Gedankenlesen, Verdrehen von Ursachen, Negieren von Positivem, Katastrophisierung, Personalisierung, absolute Forderung, pauschale Selbstwertbestimmung, selektive Abstraktion, globale Selbst- oder Fremdabwertung). – Durch kognitive Interventionen können Neubewertungen angeregt und geübt werden.
Sektion 5: Vermittlung des kognitiven Modells und kognitive Umstrukturierung
– Zentrale Grundannahme kognitiver Therapieverfahren ist es, dass Gefühle und Verhaltensweisen eines Kindes/Jugendlichen maßgeblich durch Gedanken und Bewertungen bestimmt werden und eine Modifikation nicht hilfreicher Kognitionen zu einer Veränderungen der Emotionen führt. Daher sollte mit dem Kind/Jugendlichen ein Verständnis für die verhaltenssteuernde Funktion von Gedanken erarbeitet werden. – Die Zusammenhänge können anschaulich am ABC-Modell erläutert werden: Eine konkrete Ausgangssituation (A) führt zu bestimmten Bewertungen (B), die wiederum Einfluss auf die Gefühle und das Verhalten (C) haben. – Dysfunktionale Kognitionen, die zur Entstehung und Aufrechterhaltung von affektiver Dysregulation beitragen, werden dann schrittweise identifiziert, hinterfragt und zu funktionalen Kognitionen weiterentwickelt.
Sektion 6: Aufbau von adaptiven Regulationsstrategien
– Kindern/Jugendlichen mit einer affektiven Dysregulationsstörung fällt es schwer, in emotional belastenden Situationen adaptive Strategien zur Emotionsregulation anzuwenden. Im Rahmen der Psychotherapie ist die Erarbeitung sehr unterschiedlicher Strategien denkbar (nach innen oder nach außen gerichtet, energieaktivierend oder energiedämpfend, problemlösend, ablenkungsorientiert oder expressiv). – Folgende adaptive Strategien zur Emotionsregulation können u. a. hilfreich sein: Problemorientiertes Handelns, Zerstreuung, Anhebung der Stimmung, Erhöhung der Akzeptanz, Vergessen, Umbewertung und kognitive Problemlösung. – Jugendlichen können Strategien zum Aufbau von Stresstoleranz vermittelt werden. – Das Zusammenstellen eines „Werkzeugkoffers“ erleichtert es, für unterschiedliche Situationen hilfreiche Möglichkeiten zur Emotionsregulation zu erarbeiten und zu sammeln. – Zur Verbesserung der Selbstbeobachtung empfiehlt sich eine regelmäßige Protokollierung von erfolgreich eingesetzten Emotionsregulationsstrategien, beispielsweise mittels Tagebuchkarten.
Sektion 7: Verbesserung von Tagesrhythmus und Schlaf
– Schlafstörungen sind ein häufiges Phänomen bei Störungen der Affektregulation. Die Verbesserung von Tagesrhythmus und Schlaf sollen bei der Therapieplanung berücksichtigt werden.

- Der Zusammenhang zwischen gesundem, erholsamem Schlaf und emotionaler Ausgeglichenheit kann mit Kindern und mit Jugendlichen im Rahmen der Psychoedukation erarbeitet werden.
- Hilfreich sind Interventionen, die auf das Wiederherstellen eines gesunden Tag-Nacht-Rhythmus und einer gute Synchronisation der „inneren Uhr“ mit äußeren „Zeitgebern“ zielen: ausreichend morgendliches Licht, morgendliche Aufenthalte im Freien und Bewegung sowie tageszeitliche Rituale (z. B. regelmäßige Mahlzeiten, Bettgehrituale).
- Maßnahmen zur Schlafhygiene stellen einen wesentlichen Schritt zu verbessertem Schlaf dar, z. B. ruhige, abgedunkelte Schlafumgebung, kein Alkohol oder Koffein und keine stimulierenden Aktivitäten vor dem Zubettgehen, nachts nicht auf die Uhr sehen.

Hilfreiche Materialien:

- Im deutschen Sprachraum finden sich Interventionsbausteine, die auf eine Verbesserung der Kernsymptomatik affektiver Dysregulation abzielen, u. a. in evaluierten und manualisierten Programmen zur Stressbewältigung (Beyer & Lohaus, 2006; Hampel & Petermann, 2003; Klein-Heßling & Lohaus, 2012).
- Zur spezifischen Behandlung von impulsivem und aggressivem Verhalten seien beispielhaft die Programme von Görtz-Dorten und Döpfner (2010, 2016, vgl. auch Kapitel 3.11 und Kapitel 3.12), Aebi et al. (2012, vgl. auch Kapitel 3.14), Grasmann und Stadler (2009, vgl. auch Kapitel 3.13) und für die Behandlung von Depressionen die Programme von Pössel et al. (2004) sowie Harrington (2013) genannt.
- Vereinzelt kann in der Arbeit mit Jugendlichen auch auf Programme zur Behandlung manisch-depressiver Störungen bei Erwachsenen zurückgegriffen werden (Meyer & Hautzinger, 2004; Schaub, Bernhard & Gauck, 2004).
- Im Rahmen der Dialektisch-Behavioralen Therapie für Jugendliche mit einer Borderline-Persönlichkeitsstörung erhalten Interventionen, die auf eine Verbesserung der Emotionsregulation abzielen, einen hohen Stellenwert (DBT-A; Fleischhaker, Sixt & Schulz, 2011; Merod, 2013).

Sektion 1: Erstellung eines individuellen Therapieplans

Unterschiedliche Ziele der Beteiligten erschweren Therapieplanung

Klärung grundlegender Rahmenbedingungen. Selten ergibt sich bei der Therapieplanung der Idealfall, dass Kind/Jugendlicher und Bezugspersonen ihre übereinstimmenden Anliegen vortragen und alle Beteiligten gleichermaßen veränderungs- und mitarbeitsmotiviert sind. Vielfach sind die Rahmenbedingungen durch individuelle Besonderheiten gekennzeichnet, die bei der Therapieplanung berücksichtigt werden müssen, damit die Interventionen zu einer größtmöglichen Reduktion der Verhaltensprobleme führen können. In Tabelle 12 sind Beispiele für entsprechende Besonderheiten sowie mögliche Interventionen im Umgang mit diesen aufgeführt.

Tabelle 12: Checkliste zu berücksichtigender psychosozialer Besonderheiten bei der Therapieplanung und möglichen Interventionen

Mögliche Besonderheiten, die berücksichtigt werden sollten	Hilfreiche Interventionen im Umgang mit den Besonderheiten
Diskrepante Erziehungsvorstellungen bei den Hauptbezugspersonen	– Klärung möglicher Vorbehalte durch Vermittlung lerntheoretischen Wissens – Erarbeitung eines für beide Seiten vertretbaren Konsensus bei zentralen Aspekten der Therapieplanung – Einvernehmliche Übertragung bestimmter Aufgaben auf eine Bezugsperson
Viele Geschwisterkinder, die gleichzeitig erzogen und betreut werden müssen	– Etablierung spezifischer Veränderungen für alle Kinder in der Familie (z. B. Etablierung von Regeln) – Aufklärung der Geschwister über Veränderungen im Umgang mit dem Kind/Jugendlichen, um das Risiko der Benachteiligung und Stigmatisierung zu minimieren
Stark begrenzte zeitliche Ressourcen (z. B. aufgrund von Berufstätigkeit, Alleinerziehung)	– Anpassung der Interventionsschritte an die begrenzten Ressourcen, um eine kontinuierliche Umsetzung zu gewährleisten und Erfolge zu ermöglichen (z. B. kleine Schritte, Fokussierung auf zunächst ein Ziel oder wenige Ziele) – Ggf. Etablierung entlastender Ressourcen im Umfeld (z. B. Unterstützung bei der Betreuung, Veränderungen der Arbeitszeiten)
Psychische Belastung der Bezugspersonen (Erkrankung, psychosoziale Sorgen)	– Klärung, ob Bezugspersonen gegenwärtig die notwendigen Ressourcen zur Mitarbeit bereitstellen können – Berücksichtigung individueller Besonderheiten (z. B. Impulsivität der Eltern) bei der Einführung und Umsetzung von Interventionen – Ggf. Etablierung entlastender Unterstützung der Bezugspersonen (z. B. Beratungsstelle, Psychotherapie, Hilfe zur Erziehung)
Auffälligkeiten, die außerhalb der Familie auftreten	– Einbeziehung von Personen, die mit den Verhaltensproblemen konfrontiert sind (z. B. Lehrer, Erzieher) – Klärung, ob Maßnahmen im betroffenen Setting hinreichend sind – Ggf. Initiierung notwendiger Veränderungen (z. B. Kindergarten-, Schul-, Hortwechsel)
Bei kumulierenden Belastungen	– Unter Berücksichtigung aller Besonderheiten Klärung, welches Therapiesetting geeignet und notwendig ist, um eine Verbesserung der Symptomatik zu erwirken (z. B. ambulant, teilstationär, stationär)

Sektion 2: Emotionen wahrnehmen, erkennen und benennen

Etablierung adaptiver Emotions-regulation

Vor dem Hintergrund eines kognitiv-behavioralen Störungsverständnisses setzt die Veränderung von Störungen der Emotionsregulation voraus, dass das Kind/der Jugendliche lernt, eigene Emotionen, die von verhaltenssteuernder Bedeutung für die Entwicklung belastender Gefühlsausbrüche sind, wahrzunehmen, zu erkennen und zu benennen. Werden entsprechende Emotionen als „Trigger" für Situationen, die mit einer erhöhten Gereiztheit, Aggression oder Traurigkeit einhergehen, identifiziert, kann das Kind/der Jugendliche lernen, seine Emotionen rechtzeitig unter Anwendung adaptiver Strategien zu regulieren oder kontrollieren.

Sprachniveau an Alter und Entwicklungsstand des Kindes anpassen

Die im Folgenden dargestellten Bausteine eignen sich zur psychotherapeutischen Behandlung von Kindern ab dem Schulalter. Es muss jedoch darauf hingewiesen werden, dass insbesondere bei jüngeren Kindern eine sprachliche Anpassung an das rezeptive und expressive Sprachniveau eines Kindes erfolgen sollte. Beispielsweise eignet sich in der Behandlung von Kindern/Jugendlichen die Verwendung der in Tabelle 13 dargestellten Begrifflichkeiten.

Tabelle 13: Adäquate Begrifflichkeiten für die Therapie mit Kindern und Jugendlichen

Begriffe für die Therapie mit Kindern	Begriffe für die Therapie mit Jugendlichen
Gefühl	Emotionen
Selbstkontrolle	Selbstregulation
Tricks	Strategien
Auslöser	Trigger
Gedanken	Kognitionen
Denkfehler	Dysfunktionale Kognitionen

Aus Gründen der besseren Lesbarkeit und Vereinheitlichung erfolgt in den folgenden Abschnitten die Verwendung von Formulierungen, die sich für die Arbeit mit Jugendlichen eignen. Bei jüngeren Kindern sollte eine entsprechende Anpassung erfolgen.

Einschätzung der Gefühls-intensität

Für das diagnostische und therapeutische Vorgehen kann es sehr wertvoll sein, das Kind/den Jugendlichen zu Situationen zu befragen, in denen die belastende Emotion auftritt und mit welcher Häufigkeit bzw. Intensität dies geschieht. Zur Einschätzung der Intensität bietet sich die Einführung einer Skalierung an, z. B. auf einer Skala von 0 = nicht stark bis 10 = ganz intensiv. Andere Autoren empfehlen die Verwendung eines Gefühlsthermometers (Fristad, Goldberg & Leffler, 2011).

Zum Einstieg empfiehlt sich zunächst eine Thematisierung und Differenzierung von unterschiedlichen Emotionen und Emotionsdimensionen. Das Kind/der Jugendliche sollte in diesem Behandlungsabschnitt lernen:

Emotionen erkennen und unterscheiden lernen

- Emotionen, z. B. angenehme und unangenehme (belastende) Emotionen zu unterscheiden;
- Emotionen, die mit einem niedrigen, mittleren und hohen Erregungsniveau einhergehen, zu differenzieren;
- Emotionen anderer zu erkennen (z. B. in Gestik, Mimik, Sprache, Motorik);
- eigenen Emotionen Ausdruck zu verleihen (z. B. in Gestik, Mimik, Sprache, Motorik).

Besonderheiten bei Jugendlichen. Oft tun sich auch Jugendliche noch sehr schwer, eigene Emotionen wahrzunehmen und die Zusammenhänge zwischen Emotionen, Gedanken (Bewertungen) und Reaktionen (auf der Verhaltensebene), die in belastenden Situationen auftreten, zu erkennen. Entsprechend sollte zunächst an der Wahrnehmung von Emotionen gearbeitet werden. Insbesondere für Jugendliche können hier sehr gute Anregungen zur Wahrnehmungsschulung mit Jugendlichen aus der Dialektisch-Behavioralen Therapie mit Jugendlichen (DBT-A) übernommen werden (Fleischhaker, Sixt & Schulz, 2011; Greco & Hayes, 2011; Merod, 2013). Auf eine ausführliche Darlegung der Module der DBT-A wird an dieser Stelle mit dem Verweis auf die Originalliteratur verzichtet. Dennoch sollen Aspekte, die für die Behandlung affektiver Dysregulation hilfreich erscheinen, kurz zusammengefasst werden.

Achtsamkeit zur Verbesserung von Emotionswahrnehmung und -regulation

Zugrunde liegende Annahme des Moduls zur Achtsamkeit ist es, dass durch regelmäßige Achtsamkeitsübungen, Emotionen, die zu belastenden Emotionsausbrüchen führen können, besser wahrgenommen und in Kombination mit dem rechtzeitigen Einsatz von Emotionsregulationsstrategien entsprechend in ihrer Intensität reduziert oder verhindert (kontrolliert) werden können. Der Jugendliche wird angeleitet, seine Wahrnehmung auf innere oder äußere Prozesse zu richten (Wahrnehmung über alle fünf Sinne – sehen, hören, riechen, schmecken, fühlen). In einem weiteren Schritt kann dann ein achtsamer Umgang mit dem Wahrgenommenen erarbeitet werden, zum Beispiel, indem der Moment angenommen und nicht bewertet wird, der Jugendliche sich auf das Geschehen konzentriert, sich nicht auf mehrere Dinge gleichzeitig konzentriert und wirkungsvoll handelt, sodass er dem Ziel näher kommt. Insbesondere der letzte Schritt impliziert weitere notwendige Interventionen zum Aufbau adaptiver Emotionsregulationsstrategien.

Inzwischen stehen zahlreiche Bild,- Arbeits- und Spielmaterialien für die Thematisierung von Emotionen bei Kindern und Jugendlichen zur Verfügung (vgl. hilfreiche Materialien). In der Therapie mit Jüngeren empfiehlt sich neben der Erarbeitung im Gespräch auch die Verwendung von

Bildmaterialien, die Anleitung durch Modellvorgaben, der Einsatz von praktischen Übungen (z. B. ein Rollenspiel), die Durchführung von Videoaufnahmen und von Videofeedback etc.

Hilfreiche Materialien:

Beispielhafte Materialien zur Erfassung von Gefühlsdimensionen und Gefühlszuständen finden sich in Kapitel 4:

- Gefühlsskala (vgl. M03, S. 128),
- Gefühlsdimensionen (in Anlehnung an den Gefühlsstern von Schlarb & Stavemann, 2011, vgl. M04, S. 129),
- Gefühlszustände (vgl. M05, S. 130),
- Körpersignale von Emotionen (vgl. M06, S. 131),
- Triggerliste (vgl. M07, S. 132).

Eine Vielzahl von Büchern können unterstützend zur Thematisierung von Gefühlen eingesetzt werden. Beispielhaft seien genannt:

- Aliki (1987). *Gefühle sind wie Farben.* Weinheim: Beltz.
- Manske, C. & Löffel, K. (1996). *Ein Dino zeigt Gefühle (1): Fühlen. Empfinden. Wahrnehmen.* Köln: mebes & noack.
- Manske, C. & Löffel, K. (2012). *Ein Dino zeigt Gefühle (2): Fühlen. Empfinden. Wahrnehmen.* Köln: mebes & noack.
- Pflug, D. (2012). *Sich-fühlen. Mit-fühlen. Wohl-fühlen. Methodenhandbuch zur Thematisierung von Gefühlen 14 Gefühlskarten für die Arbeit mit Kindern und Jugendlichen.* Dortmund: Borgmann Media.
- van Hout, M. (2012). *Heute bin ich* (9. Aufl.). Zürich: aracari verlag.

Auch Spiele und Arbeitsmaterialien können die Thematisierung von Gefühlen erleichtern, etwa:

- *Das GefühlsMix-Spiel* (8–18 Jahre). Bremen: Manfred Vogt Spieleverlag.
- *Das Reden-Fühlen-Handeln-Spiel* (4–14 Jahre). Bremen: Manfred Vogt Spieleverlag.
- *Gefühle haben ein Gesicht* (ab 5 Jahre). Bremen: Manfred Vogt Spieleverlag.
- Follenius, B. (2012). *Gemischte Gefühle. Die Welt der Gefühle in 42 Karten, Anregungen zum Gebrauch.* Berlin: Bettina Follenius Verlag.
- Manske, C. & Löffel, K. (2013). *Ein Dino zeigt Gefühle – Die Box: Dino im Doppel – Memo & Lotto.* Köln: mebes & noack.
- Reichling, U.& Wolters, D. (1994). *Hallo, wie geht's Dir? Gefühle ausdrücken lernen* (5–10 Jahre). Mühlheim a. d. R.: Verlag an der Ruhr.

Sektion 3: Identifikation von emotionalen, körperlichen und kognitiven Triggern

Emotionale, körperliche und kognitive Trigger erkennen

Neben dem Wahrnehmungstraining von Emotionen kommt es darauf an, dass das Kind/der Jugendliche lernt, emotionale, körperliche und kognitive Trigger, die belastende Emotionen auslösen und verstärken, zu identifizieren. Werden entsprechende Trigger rechtzeitig erkannt, besteht die Möglichkeit einer angemessenen Emotionsregulation mithilfe geeigneter Strategien. Hierzu zwei kurze Fallbeispiele aus der Praxis:

Fallbeispiel: Karl, 11 Jahre

Nach dem Sportunterricht ist Karl der letzte in der Umkleide. Beim Hinausgehen sieht er das Handy von Leo auf dem Boden liegen und nimmt es mit, um es ihm zu bringen. Auf dem Schulhof bemerkt Leo, dass er sein Handy in der Umkleide vergessen hat. Als Karl nach der Pause zu Leo geht, um ihm das Handy zu geben, sagt dieser: „Was soll die Verarsche? Gib mir sofort mein Handy wieder.“ Sofort kommt bei Karl das *Gefühl der Enttäuschung und Wut* auf. Sein *Herz fängt an zu rasen* und er spürt eine *Anspannung im ganzen Körper. „Dieser undankbare, blöde Idiot. Der denkt auch noch, dass ich ihn ärgern wollte. Das darf ich mir nicht bieten lassen. Der hat 'ne Abreibung verdient. Der soll sich gefälligst bei mir entschuldigen“*, denkt Karl sofort. Karl schreit: „Du Arsch, ich wollte es dir nur bringen“, und boxt Leo mit aller Wucht in die Seite. Die Schlägerei beginnt. Beide Jungen tragen ein blaues Auge davon und müssen am Nachmittag zum Rektor, der eine Strafe ausspricht.

Fallbeispiel: Lara,17 Jahre

Lara sieht Toni und Sarah zusammen reden. Als sie dazu kommt, brechen die beiden anderen das Gespräch ab. Als sich die Mädchen voneinander verabschieden, ruft Toni Sarah zu: „Wir reden dann nachher am Telefon weiter.“ Lara *fühlt sich* sofort *ausgeschlossen, Wut* und auch *Traurigkeit* steigen in ihr auf. Sie fühlt sich *flau im Magen*, verspürt einen *Kloß im Hals* und *ringt mit Tränen. „Die verschwören sich gegen mich, lästern über mich, machen sich bestimmt über mich lustig und wollen mich ausgrenzen“*, denkt Lara. In der Folge reagiert Lara auf Toni und Sarah sehr zickig und zieht sich von ihnen zurück.

Mit dem Kind/Jugendlichen können nun typische Trigger, die auf der emotionalen, körperlichen und kognitiven Ebene von Bedeutung sind, identifiziert werden (vgl. Tabelle 14).

Trigger als Warnhinweise verstehen

Wie die beiden kurzen Fallbeispiele zeigen, können die Auslöser für belastende Emotionsausbrüche und -zustände sehr unterschiedlich sein. Entsprechend wichtig ist eine Erarbeitung anhand individueller Beispielsituationen, sodass das Kind/der Jugendliche lernt, die Trigger als Warnhinweise zu verstehen: „*Achtung!* Das ist eine Situation, in der belastende Emotionen auftreten können!“ Dies stärkt das Verständnis, dass nun Regulationsstrategien eingesetzt werden müssen, um mehr Kontrolle zu be-

Tabelle 14: Identifikation von Triggern

	Fallbeispiel Karl, 11 Jahre	Fallbeispiel Lara, 17 Jahre
Emotionale Trigger	Enttäuschung, Wut	Gefühl, ausgeschlossen zu werden, Wut, Traurigkeit
Körperliche Trigger	Herzrasen, Anspannung	Flau im Magen, Kloß im Hals, Ringen mit Tränen
Kognitive Trigger	Dieser undankbare, blöde Idiot. Der will mir was unterstellen. Das darf ich mir nicht bieten lassen. Der hat `ne Abreibung verdient. Der soll sich gefälligst bei mir entschuldigen.	Die verschwören sich gegen mich, lästern über mich, machen sich bestimmt über mich lustig und wollen mich ausgrenzen.

wahren und die kurz- und langfristig negativen Konsequenzen abzuwenden.

Für interaktionelle Trigger Zusammenarbeit mit Bezugspersonen wichtig

Neben der Identifikation von Triggern auf der emotionalen, körperlichen und kognitiven Ebene sind es oft auch Situationen oder interaktionelle Konstellationen, die als typisch auslösende oder verstärkende Bedingung von zentraler Bedeutung für Probleme der Emotionsregulation sind (z. B. Konstellationen [Geschwister, Peers], Situationen der Begrenzung von geliebten Beschäftigungen, Anforderungssituationen etc.). Sinnvoll ist, diese mit dem Kind/Jugendlichen herauszuarbeiten, um gegebenenfalls Veränderungsmöglichkeiten für problematische Situationen zu entwickeln. Hierzu ist häufig eine enge Zusammenarbeit mit den Bezugspersonen sehr hilfreich.

Sektion 4: Erkennen von nicht hilfreichen Interpretationen emotionaler Stimuli

Typische Denkfehler als Grund für Fehlinterpretationen

Wie eingangs schon beschrieben, neigen Kinder/Jugendliche mit Störungen der Emotionsregulation zu einer verzerrten Wahrnehmung von Situationen und Äußerungen anderer. Oft interpretieren sie uneindeutige oder neutrale Reize als feindselig und gegen sie intendiert. Entsprechenden Fehlinterpretationen liegen oft typische Denkfehler zugrunde, die verstärkende kognitive Trigger darstellen. Hierzu ein Fallbeispiel aus der Praxis:

Fallbeispiel: Luka

Luka stellt seine Schultasche auf den Tisch. Als Clara an ihm vorbei geht, fällt die Tasche runter und der gesamte Inhalt liegt auf dem Boden verstreut. Luka kommen unmittelbar die Gedanken: *„Die will mich provozieren. Das war mit Absicht."* Und er reagiert mit heftigen Beschimpfungen und Drohungen: „Das hast du mit Absicht gemacht. Das hebst du gefälligst wieder auf. Das wirst du mir büßen."

In der Behandlung geht es nun darum, mit den Kindern/Jugendlichen dysfunktionale Kognitionen und Bewertungsmuster zu identifizieren. Es handelt sich hierbei zum Beispiel um dichotomes Denken, Generalisierung, Gedankenlesen, Verdrehen von Ursachen, Negieren von Positivem, Katastrophisierung, Personalisierung, absolute Forderung, pauschale Selbstwertbestimmung, selektive Abstraktion, globale Selbst- oder Fremdabwertung (vgl. Tabelle 15).

Tabelle 15: Dysfunktionale Kognitionen und Bewertungsmuster von Kindern und Jugendlichen (nach Schlarb & Stavemann, 2011, 121 f.)

Dichotomes Denken	Situationen werden nur in zwei grundsätzliche Kategorien eingeteilt (z. B. gut – schlecht, lieb – böse, schwarz – weiß, Gewinner – Verlierer).
Generalisierung	Aus einer Beispielsituation werden unangemessene Eintrittswahrscheinlichkeiten abgeleitet (z. B. einmal → immer).
Gedankenlesen	Es wird angenommen, dass die Gedanken von anderen erraten werden können (ohne dass es hierfür Beweise gibt).
Ursachen verdrehen	Es wird angenommen, dass sich die eigenen Gefühle und Reaktionen durch die Situation oder das Verhalten anderer begründen lassen.
Positives Negieren	Positive Dinge werden ignoriert, verleugnet oder negiert.
Katastrophisierung	Es wird erwartet, dass sich zukünftig Negatives ereignet; zukünftige Situationen werden als unausweichliche Katastrophen bewertet.
Personalisieren	Es wird angenommen, dass man selbst der Grund für negative Ereignisse ist.
Absolutes Fordern	Die Erwartungen an sich selbst oder andere sind überhöht und entsprechen nicht den normativen Ansprüchen.
Pauschale Selbstwertbestimmung	Die Höhe eines Wertes wird an Einzelleistungen bestimmt (oft im Vergleich mit Älteren, Besseren etc.).
Selektive Abstraktion	Die Aufmerksamkeit liegt auf einem (oft negativen) Detail, andere relevante Aspekte einer Situation werden ignoriert.
Globale Selbst- oder Fremdabwertung	Man selber oder andere werden in globaler Weise abgewertet.

Interpretationen überprüfen lernen

Lernen Kinder/Jugendliche, ihre Interpretationen zu überprüfen und gegebenenfalls zugrunde liegende Denkfehler zu identifizieren, können im Rahmen kognitiver Interventionen Umstrukturierungen, Neubewertungen und Problemlösestrategien angeregt und geübt werden. Entsprechend kommt den kognitiven Methoden in der Behandlung affektiver Dysregulation besondere Bedeutung zu. Durch die Vermittlung des kognitiven Modells können einführend die Zusammenhänge zwischen Gefühlen, Kognitionen und Verhaltensreaktionen in problematischen Situationen verdeutlicht werden. In einem weiteren Schritt lassen sich dann im Rahmen von Interventionen zur kognitiven Umstrukturierung dysfunktionale Kognitionen und Bewertungsmuster emotionaler Stimuli, die in Problemsituationen oft eine zentrale Rolle bei der Entstehung und Aufrechterhaltung spielen, identifizieren, mittels kognitiver Methoden infrage stellen und durch angemessene funktionale Kognitionen ersetzen.

Sektion 5: Vermittlung des kognitiven Modells und kognitive Umstrukturierung

Modifikation von Kognitionen führt zu Veränderungen im Verhalten und Erleben

Das kognitive Modell bildet die Grundlage unterschiedlicher theoretischer Ansätze, die zur kognitiven Umstrukturierung dysfunktionaler Gedanken und Bewertungsmuster entwickelt wurden (Rational-Emotive Therapie von Ellis, 2012; Kognitive Therapie von Beck, 1976; Stressimpfungstraining von Meichenbaum, 2003). Auch in der Behandlung von Kindern und Jugendlichen sind entsprechende Ansätze inzwischen fester Bestandteil psychotherapeutischer Interventionen (Schlarb & Stavemann, 2011). Zentrale Grundannahme kognitiver Therapieverfahren ist es, dass Gefühle und Verhaltensweisen eines Kindes/Jugendlichen maßgeblich durch kognitive Prozesse (Gedanken und Bewertungsmuster) bestimmt werden und eine Modifikation entsprechender Kognitionen zu einer Verhaltensänderung und Veränderungen der Emotionen führen.

Die Vermittlung des kognitiven Modells dient einem Verständnis für die Zusammenhänge zwischen den in einer belastenden Situation auftretenden Gedanken und den Reaktionen auf der Verhaltens- und emotionalen Ebene. Darüber hinaus soll mit dem Kind/Jugendlichen ein Verständnis für die verhaltenssteuernde Funktion von Gedanken erarbeitet werden.

Das ABC-Modell

Die Zusammenhänge können dem Kind/Jugendlichen sehr anschaulich am ABC-Modell erläutert werden. Zunächst geht es um eine konkrete Beschreibung der Ausgangssituation, beispielsweise einem frustrierenden Ereignis (A) das zu bestimmte Bewertungen (B) führt, die wiederum Einfluss auf die Gefühle und das Verhalten (C) im Umgang mit der Situation haben. Hierzu folgt ein Fallbeispiel.

Fallbeispiel: Jakob, 13 Jahre

Jakob, 13 Jahre, berichtet von einer Situation, in der ihm seine Mutter die Spielekonsole weggenommen und gesagt hat, dass er sie erst wieder bekommt, wenn er seine Hausaufgaben vollständig erledigt hat. Sehr schnell seien Gefühle des Ärgers, der Enttäuschung und der Angst bei ihm hochgekommen und es seien ihm negative (belastende) Gedanken durch den Kopf gegangen. Als Verhaltensreaktion beschreibt die Mutter, dass sie von Jakob beschimpft worden sei. Er habe ihr unterstellt, daran Schuld zu haben, wenn er von anderen Kindern nun ausgelacht werde, weil er eine bestimmte Spielstufe nicht erreicht habe. In der ABC-Analyse stellt sich die Problemsituation wie in Tabelle 16 aufgeführt dar.

Tabelle 16: ABC-Analyse der Problemsituation bei Jakob (13 Jahre)

A Ausgangssituation	**B** Bewertung/Gedanken	**C** Konsequenzen auf der Gefühlsebene und auf der Verhaltensebene
Beschreibe mir die Situation, die dazu geführt hat, dass du so einen Gefühlsausbruch bekommen hast.	Was hast du in dem Moment gedacht? Welche Überzeugungen hast du in Bezug auf die Situation?	Welche Gefühle sind bei dir in dem Moment hochgekommen? Wie stark waren die Gefühle (von 1 bis 10)? Wie hast du reagiert?
– *„Meine Mutter hat mir die Spielekonsole weggenommen und gesagt, ich bekomme sie erst wieder, wenn ich meine Hausaufgaben vollständig erledigt habe."*	– *„Das ist doch bekloppt, nur wegen DER schaffe ich jetzt das Level nicht."* – *„Wenn ich das nicht schaffe, kann ich nicht mitreden und dann bin ich für die anderen ein Loser."* – *„Jetzt ist mein ganzer Tag versaut."*	– *„Ich habe mich geärgert (Stärke 10) und war enttäuscht (Stärke 7), dass ich nicht spielen konnte. Auch habe ich Angst gehabt (Stufe 7), weil ich dachte, dass ich bei meinen Mitschülern jetzt nicht punkten kann. Ich habe meine Mutter beschimpft, ihr gesagt, dass sie daran schuld ist, wenn ich von den anderen ausgelacht werde."*

Funktionale Bewertungsmöglichkeiten

Um den Einfluss der Gedanken auf das Verhalten und die Gefühle zu veranschaulichen, ist es sinnvoll, für dieselbe Situationen funktionale Bewertungsmöglichkeiten modellhaft vorzugeben und das Kind/den Jugendlichen überlegen zu lassen, welches Verhalten und welche Gefühle mit hoher Wahrscheinlichkeit in der Folge auftreten (vgl. Tabelle 17).

Im Rahmen der Behandlung empfiehlt sich die regelmäßige Durchführung von ABC-Schemata, z. B. im Rahmen der therapeutischen Hausaufgaben (vgl. M08, S. 133), da hierdurch auch übergeordnete Bewertungsmuster und typische, sich wiederholende Denkfehler herausgearbeitet werden.

Anhand von Übungsbeispielen (vgl. auch Tabelle 18) kann das Kind/der Jugendliche dazu angeleitet werden, Gedanken zu erarbeiten, die mit hoher Wahrscheinlichkeit das Verhalten und die Gefühle in der jeweiligen Situation beeinflussen, z. B.:

- Welcher Gedanke führt mit hoher Wahrscheinlichkeit dazu, dass sich das Kind/der Jugendliche ärgert und wütend, explosiv oder aggressiv reagiert?
- Welcher Gedanke führt mit hoher Wahrscheinlichkeit dazu, dass der Patient traurig wird und weint oder sich zurückzieht?
- Welcher Gedanke führt mit hoher Wahrscheinlichkeit dazu, dass das Kind/der Jugendliche keine positiven oder negativen Gefühle entwickelt und gelassen mit der Situation umgeht?

Tabelle 17: Modell funktionaler Bewertungsmuster von Jakob (13 Jahre)

A **Ausgangssituation**	**B** **Bewertung/Gedanken**	**C** **Konsequenzen auf der Gefühlsebene und auf der Verhaltensebene**
Beschreibe mir die Situation, die dazu geführt hat, dass du so einen Gefühlsausbruch bekommen hast.	Was hast du in dem Moment gedacht? Welche Überzeugungen hast du in Bezug auf die Situation?	Welche Gefühle sind bei dir in dem Moment hochgekommen? Wie stark waren die Gefühle (von 1 bis 10)? Wie hast du reagiert?
– *„Meine Mutter hat mir die Spielekonsole weggenommen und gesagt, ich bekomme sie erst wieder, wenn ich meine Hausaufgaben vollständig erledigt habe."*	– *„Ich weiß, dass Hausaufgaben Pflicht sind."* – *„Ich erledige schnell meine Hausaufgaben, dann kann ich weiterüben."* – *„Wenn ich das Level nicht schaffe und die anderen schon weiter sind, ist das nicht schlimm, weil ich es immer noch erreichen kann."* – *„Ich kann ja sagen, dass ich keine Zeit hatte."*	– Was meinst du? Was hätte Jakob in dieser Situation gefühlt? – Und wie hätte er möglicherweise reagiert?

Tabelle 18: Übungsbeispiele

A **Ausgangssituation**	**B** **Bewertung/Gedanken**	**C** **Konsequenzen auf der Gefühlsebene und auf der Verhaltensebene**
Beispielsituation	Beispielgedanken	Beispielgefühle und Beispielreaktionen
Anton (5 Jahre) spielt im Sandkasten mit dem Eimer und der Schaufel, Basti kommt dazu und nimmt sich den Eimer, als Anton einen Tunnel gräbt.		
Clara (11 Jahre) und ihre Freundinnen Sarah und Anna bekommen eine Deutscharbeit zurück. Clara hat eine 2–, Sarah und Anna haben eine 1.		
Marius (16 Jahre) will auf eine Party gehen. Seine Eltern wollen, dass er um 22.00 Uhr nach Hause kommt. Die Freunde bekommen keine Zeitbeschränkung.		

Methoden der kognitiven Umstrukturierung sind inzwischen fester Bestandteil kognitiv-verhaltenstherapeutischer Interventionen und auch für die Arbeit mit Kindern und Jugendlichen gut anwendbar, wenn sie in ihrer Vermittlung auf das Entwicklungsniveau des Kindes/Jugendlichen angepasst sind (Ronen & Rihs, 2000; Schlarb, 2012; Schlarb & Stavemann, 2011; vgl. Kasten 5). Basierend auf dem kognitiven Modell werden dysfunktionale Kognitionen, die zur Entstehung und Aufrechterhaltung von affektiver Dysregulation beitragen, identifiziert, hinterfragt und in funktionale Kognitionen umstrukturiert.

Kasten 5: Schritte der kognitiven Umstrukturierung

- Identifikation der Gedanken.
- Zielanalyse.
- Hinterfragen der Gedanken und Identifikation der Dysfunktionalität.
- Entwicklung funktionaler Gedanken.
- Einüben und Anwendung der funktionalen Gedanken in Problemsituationen.

Beschreibung von Situation, Emotion und Verhalten erleichtert Zugang zu kognitiven Bewertungen

Identifikation der Gedanken. Da es Kindern/Jugendlichen oft schwerfällt, die Dysfunktionalität ihrer Gedanken unmittelbar zu erkennen, bietet sich der Einstieg über die Exploration der Situation (A) und der in diesem Zusammenhang aufkommenden Emotionen und Verhaltensreaktionen (C) an. Die Identifikation der Gedanken (B) fällt dann oft leichter, weil sie durch die Beschreibung der Situation, der Emotionen und Verhaltensreaktionen noch einmal mit der Situation konfrontiert werden.

Tabelle 19: Fallbeispiel Lisa (10 Jahre) – Beschreibung von A und C

A Ausgangssituation	B Bewertung/Gedanken	C Konsequenzen auf der Gefühlsebene und auf der Verhaltensebene
Die Mutter will der Therapeutin von einer Situation eines Wutanfalls berichten.		Lisa gerät unmittelbar in Rage; sie versucht, der Mutter den Mund zuzuhalten, schlägt sie und versucht, durch lautes Geschrei den Bericht der Mutter zu unterbinden. Später berichtet sie, dass es vor allem Gefühle der Wut (Stufe 10) und der Angst (Stufe 8) waren, die auf der emotionalen Ebene von Bedeutung waren.

Zur Identifikation der Gedanken bieten sich folgende Fragen an:

- Welche Gedanken sind dir durch den Kopf gegangen, als du gehört hast, dass die Mutter von dem Wutanfall berichten wollte?

- Als deine Mutter von deinem Wutanfall zu Hause erzählen wollte, was hast du da gedacht?

Gedanken zu der beobachtbaren Reaktion auf der Verhaltensebene:
- Als du deiner Mutter den Mund zugehalten hast, was hast du da gedacht?
- Welche Gedanken sind dir durch den Kopf gegangen, als du deine Mutter geschlagen hast?

Gedanken zu den später berichteten Gefühlen:
- Welche Gedanken haben die Wut so stark gemacht?
- Welche Gedanken haben bei dir Angst ausgelöst?

In diesem ersten Schritt werden die Gedanken zunächst nur gesammelt, ohne dass ihnen unmittelbar eine Dysfunktionalität zugeschrieben wird.

Tabelle 20: Fallbeispiel Lisa (10 Jahre) – Identifizierte Gedanken

A **Ausgangssituation**	**B** **Bewertung/Gedanken**	**C** **Konsequenzen auf der Gefühlsebene und auf der Verhaltensebene**
Die Mutter will der Therapeutin in einem gemeinsamen Gespräch mit Lisa von einer Situation eines Wutanfalls berichten.	*„Die soll das nicht sagen, das ist peinlich.“* *„Wenn die Mama das sagt, denkt die Frau XX, dass ich böse bin und dann mag sie mich nicht mehr.“* *„Die Frau XX ist sauer, weil ich nicht das gemacht habe, was wir in der Therapie geübt haben. Ich bekomme bestimmt Ärger.“* *„Ich muss der Mama den Mund zuhalten, dann kann sie nichts mehr sagen.“* *„Die Mama hat verdient, dass ich sie haue, sie soll merken, dass ich wütend bin.“*	Lisa gerät unmittelbar in Rage, sie versucht, der Mutter den Mund zuzuhalten, schlägt sie und versucht, durch lautes Geschreie den Bericht der Mutter zu unterbinden. Später berichtet sie, dass es vor allem Gefühle der Wut (Stufe 10) und der Angst (Stufe 8) waren, die auf der emotionalen Ebene von Bedeutung waren.

Erarbeiten von wünschenswertem Zielverhalten

Zielanalyse. Um besser einschätzen zu lernen, ob die Gedanken funktional oder dysfunktional für den Umgang mit der belastenden Situation sind, empfiehlt sich, die Durchführung einer Zielanalyse voranzustellen. Mit dem Kind/Jugendlichen sollte erarbeitet werden, welche Verhaltensreaktionen und Emotionen im Umgang mit einer entsprechend belastenden Situation wünschenswert wären (z. B. Gelassenheit im Umgang, kontrollierter Umgang, keine negativen Gefühle). Beispielfragen könnten sein:
- Wie hättest du dich am liebsten gefühlt?
- Wie hättest du dich am liebsten in dieser Situation verhalten?
- Wie wärest du am liebsten mit dieser Situation umgegangen?

In der Arbeit mit Lisa bieten sich z. B. folgende Frage an:

- Wenn wir vereinbart haben, dass wir in der Therapie auch über Probleme sprechen, damit wir für die Zukunft gute Lösungen finden können, wie würdest du dann in Situationen, in denen die Mama von einem Wutanfall berichtet, gern reagieren?

Antworten von Lisa:

- *„Ich will normal über Probleme reden, ohne wütend zu werden."*
- *„Ich will keine Angst davor haben, über Probleme zu reden."*
- *„Ich will nicht mehr so gemein sein zur Mama."*

Gegenüberstellen von Gedanken und Zielen

Hinterfragen der Gedanken und Identifikation der Dysfunktionalität. Sind mit dem Kind/Jugendlichen Ziele formuliert worden, kann zu der problematischen Situation zurückgekehrt werden und die formulierten Kognitionen können hinterfragt werden. Hierzu ist es hilfreich, die Gedanken und Ziele gegenüberzustellen (vgl. Tabelle 21).

Tabelle 21: Fallbeispiel Lisa (10 Jahre) – Ziele im Umgang mit der Problemsituation

Gedanken in der Problemsituation	Formulierte Ziele der Zielanalyse
– „Die soll das nicht sagen, das ist peinlich." – „Wenn die Mama das sagt, denkt die Frau XX, dass ich böse bin und dann mag sie mich nicht mehr." – „Die Frau XX ist sauer, weil ich nicht das gemacht habe, was wir in der Therapie geübt haben. Ich bekomm bestimmt Ärger." – „Ich muss der Mama den Mund zuhalten, dann kann sie nichts mehr sagen." – „Die Mama hat verdient, dass ich sie haue, sie soll merken, dass ich wütend bin."	– „Ich will normal über Probleme reden, ohne wütend zu werden." – „Ich will keine Angst davor haben, über Probleme zu reden." – „Ich will nicht mehr so gemein sein zur Mama." – „Ich will lieb bleiben."

Wenn das Kind/der Jugendliche erkannt und beschrieben hat, welcher Umgang mit der belastenden Situation eigentlich wünschenswert wäre, können die Gedanken auf ihre Funktionalität hin überprüft werden:

Überprüfung der Funktionalität eines Gedanken

- Wenn du nochmal an deine Problemsituation denkst, wie hilfreich war dein Gedanke für einen ruhigen Umgang mit der Situation?
- Wie hilfreich ist der Gedanke, wenn du dich besser fühlen willst?
- Gibt es Beweise dafür, dass der Gedanke richtig ist?
- Wie wahrscheinlich ist es, dass das, was du annimmst, eintritt?
- Was würdest du einem Freund sagen, der diesen Gedanken äußert?
- Was meinst du, welcher Gedanke würde anderen in so einer Situation kommen?
- Ist das ein extremer oder übertriebener Gedanke?
- Hast du den Gedanken aus Gewohnheit gedacht, z. B. weil du eher davon ausgehst, dass andere etwas Schlechtes von dir denken?

Am Fallbeispiel von Lisa könnten zur Überprüfung der Funktionalität der Gedanken folgende Fragen bearbeitet werden:

- Wie gut hilft dir der Gedanke „Die soll das nicht sagen, das ist peinlich“ bei dem Ziel „normal über die Probleme zur reden, ohne wütend zu werden“ oder bei dem Ziel „Ich will nicht mehr so gemein sein zur Mama“? Kommst du mit dem Gedanken deinem Ziel näher?
- Wenn es dein Wunsch ist, keine Angst mehr davor zu haben, über die Probleme zu reden – wie gut hilft dir dann der Gedanke „Die soll das nicht sagen, das ist peinlich“ dabei?
- Wenn wir in der Therapie über alles sprechen wollen, wie hilfreich sind dann Gedanken, dass du Ärger oder Angst haben musst?

Entwicklung funktionaler Gedanken. Insbesondere dann, wenn ein Ziel erarbeitet wurde, fällt es den Kindern oft leichter, Alternativen für ihre dysfunktionalen Gedanken zu erarbeiten (vgl. auch Tabelle 22).

Einen funktionalen Gedanken formulieren

- Wenn du die Gedanken aus der Problemsituation ersetzen würdest, was würdest du denken, um dich besser zu fühlen/anders zu verhalten?
- Welcher Gedanke würde helfen, mit der Situation in Ruhe umzugehen?
- Was könntest du dir sagen, um dich mit der Situation und dem Umgang damit wohl zu fühlen?
- Welcher Gedanke würde besser passen?
- Welcher Gedanke würde alle Teile der Situation berücksichtigen?

Tabelle 22: Fallbeispiel Lisa (10 Jahre) – Alternative Gedanken für die Problemsituation

Gedanken in der Problemsituation	Mögliche alternative Gedanken
– „Die soll das nicht sagen, das ist peinlich.“	– „Ich weiß ja, dass wir in der Therapie sind, um solche Dinge zu besprechen.“ – „Gut, dass die Mama es anspricht, dann muss ich das nicht machen.“
– „Wenn Mama das sagt, denkt Frau XX, dass ich böse bin und dann mag sie mich nicht mehr.“	– „Frau XX ist Therapeutin, die kennt das sicher auch von anderen.“
– „Ich muss Mama den Mund zuhalten, dann kann sie nichts mehr sagen.“	– „Es wird schon nicht so schlimm werden.“
– „Frau XX ist sauer, weil ich nicht das gemacht habe, was wir in der Therapie geübt haben. Ich bekomme bestimmt Ärger.“	– „Nur wenn wir darüber reden, können wir auch gemeinsam eine Lösung finden.“
– „Die Mama hat verdient, dass ich sie haue, sie soll merken, dass ich wütend bin.“	– „Wenn ich mich jetzt ärgere, wird's auch nicht besser.“

Selbstinstruktion zur Beruhigung

Um sich die funktionalen Gedanken besser merken zu können, empfiehlt sich eine Verschriftlichung (beispielsweise in einer anderen Farbe auf dem ABC-Bogen). Insbesondere bei einer hohen Impulsivität können zunächst selbstinstruktive Gedanken hilfreich sein, die es erlauben, in Ruhe zu überlegen, wie ein Ziel erreicht werden kann, zum Beispiel:

- Reg dich nicht auf.
- Atme erst einmal tief durch.
- Lass dich nicht aus der Ruhe bringen.
- Denke in Ruhe über eine gute Lösung nach.

Transfer in den Alltag

Einüben der neuen Kognitionen in Problemsituationen. Die Generalisierung funktionaler Gedanken in Problemsituationen ist sicherlich das Schwierigste und fällt Kindern und Jugendlichen mitunter besonders schwer, weil die Erarbeitung zunächst an Beispielsituationen erfolgt und dann auf andere Situationen anzuwenden ist. Daher kann es hilfreich sein, mit den Kindern/Jugendlichen aus der besprochenen Beispielsituation eine allgemeiner formulierte Strategie zu erarbeiten, zum Beispiel:

- Immer wenn ich merke, dass jetzt ein unangenehmes Thema angesprochen wird, atme ich tief durch, lasse das über mich ergehen und unterbreche niemanden.
- Immer wenn mein Herz anfängt zu schlagen, nehme ich mir vor, einen klaren Kopf zu bewahren und in Ruhe nachzudenken.
- Immer wenn das Gefühl Enttäuschung bei mir hochkommt, denke ich in Ruhe nach, wie ich das dem anderen erklären könnte.
- Immer wenn mir gemeine Gedanken kommen (z.B. Beschimpfungen), überlege ich, ob es das wert ist.
- Immer wenn ich ausrasten will, überlege ich, ob sich das auch lohnt und ich mich danach ganz sicher besser fühlen werde.

Hilfreiche Materialien:

- Um den Einfluss der Gedanken auf das Verhalten und die Gefühle zu veranschaulichen und um typische sich wiederholende Denkfehler herauszuarbeiten kann mit dem ABC-Modell (vgl. „Selbstbeobachtungsbogen für Kinder/Jugendliche", M08, S. 133) gearbeitet werden.

Sektion 6: Aufbau von adaptiven Regulationsstrategien

Emotionsregulation in belastenden Situationen

Grundsätzlich ist davon auszugehen, dass es Kindern/Jugendlichen mit einer emotionalen Dysregulationsstörung neben den Problemen einer erhöhten emotionalen Reaktivität und Neigung zu Fehlinterpretation emotionaler Stimuli auch schwerfällt, in entsprechend emotional belastenden Situationen adaptive Strategien zur Emotionsregulation anzuwenden. In der psychotherapeutischen Behandlung gilt es daher, diese mit dem Kind/

Jugendlichen zu erarbeiten. Im Rahmen der Psychotherapie ist die Erarbeitung sehr unterschiedlicher Strategien denkbar. Nach Grob und Smolenski (2009) lassen sich Strategien zur Emotionsregulation beschreiben, die nach innen oder nach außen gerichtet, energieaktivierend oder energiedämpfend, problemlösend, ablenkungsorientiert oder expressiv sind. Im Folgenden werden die adaptiven Strategien zur Emotionsregulation nach Grob und Smolenski (2009, S. 20 f.) beschrieben.

Unterschiedliche Strategien der adaptiven Emotionsregulation

Strategien problemorientierten Handelns. Unter problemorientiertem Handeln kann verstanden werden, dass das Kind/der Jugendliche in einer emotional belastenden Situation aktiv versucht, die Bedingungen, die als Trigger für die belastende Situation identifiziert wurden, zu verändern und das Beste aus der Situation zu machen. Darüber hinaus kann mit dem Kind/Jugendlichen erarbeitet werden, was getan werden kann, um zukünftig entsprechende Situationen zu vermeiden.

Fallbeispiel: Max

Max gerät immer wieder mit seinem Banknachbarn in der Schule in heftige Auseinandersetzungen. Er bittet daher selbst um die Möglichkeit, sich an einen anderen Platz zu setzen, und versucht, ihm so gut es geht aus dem Weg zu gehen.

Strategien zur Zerstreuung. Im Rahmen der Zerstreuung geht es um die Regulation durch Beschäftigung mit etwas Angenehmen (etwas, das Spaß macht oder das erfreut).

Fallbeispiel: Lina

Lina reagiert auf Konkurrenzsituationen sehr gereizt und angespannt. Als Strategie denkt sie bei Eintreten einer erhöhten Anspannung an ihr Pferd und die nächste Reitstunde. Wenn sich die Möglichkeit ergibt, malt sie auch, weil sie das so gerne macht.

Strategien zur Anhebung der Stimmung. Ähnlich wie bei der Zerstreuung geht es bei der Anhebung der Stimmung auf der kognitiven Ebene um Gedanken oder Erinnerungen an Dinge, die glücklich machen oder fröhlich sind.

Fallbeispiel: Linus

Linus fühlt sich in seiner Klasse oft isoliert und einsam. Immer wenn das Gefühl der Traurigkeit einsetzt, denkt er an das nächste Superereignis (Geburtstag, Ferien, Weihnachten, Wochenende) und schmiedet Pläne.

Strategien zur Erhöhung der Akzeptanz. Unter Akzeptieren sind Strategien zu verstehen, im Rahmen derer das Kind/der Jugendliche die Auslöser der emotional belastenden Situation akzeptiert und „das Beste" daraus zu machen versucht.

Fallbeispiel: Anna

Anna ärgert sich oft, wenn sie ihrer Mutter etwas erzählen will und diese nicht zuzuhören scheint. Immer wenn die Mutter weggeht, denkt sich Anna, dass sie es ihr auch später erzählen kann oder überlegt, ihr Anliegen mit jemand anderem zu besprechen.

Strategien zum Vergessen. Auch kann es mitunter hilfreich sein, wenn Kinder/Jugendliche versuchen, zu vergessen, was sie wütend, gereizt oder traurig gemacht hat, und unterstützende Kognitionen wie „Ich denke mir, dass es auch wieder vorbeigeht“ anwenden.

Fallbeispiel: Marius

Marius fühlt sich oft nicht beachtet, wenn der Vater mürrisch und desinteressiert von der Arbeit kommt. Er denkt sich dann, dass der Vater sich schon wieder entspannen wird.

Strategien der Umbewertung. Im Rahmen der Umbewertung kommen ebenfalls kognitive Strategien der Emotionsregulation zum Einsatz, indem das Kind/der Jugendliche versucht, das Problem als nicht so gravierend oder schrecklich einzustufen und es nicht als so wichtig bewertet.

Fallbeispiel: Claudius

Claudius wird schnell wütend, wenn seine Schwester noch nicht ins Bett gehen muss, er sich aber schon die Zähne putzen soll. Er denkt sich dann: „Na ja, dann bin ich wenigstens schon mit allem fertig und die Zähne muss sie sich später eh auch noch putzen.“

Problemidentifikation und Zielanalyse

Strategien der kognitiven Problemlösung. Im Rahmen der kognitiven Problemlösung können mit dem Kind/Jugendlichen Strategien erarbeitet werden, wie mit dem Problem umgegangen werden könnte. Vor dem Hintergrund des transaktionalen Stressmodells von Lazarus et al. (1984) geht es hierbei um die Identifikation eines Problems und die Analyse des Ziels. Für den Umgang mit dem Problem werden unterschiedliche Lösungswege überlegt und die Vor- und Nachteile der entsprechenden Lösung abgewogen. Nach der Entscheidung des Lösungsweges, bei dem angenommen werden kann, dass die Vorteile überwiegen, geht es um die praktische Erprobung und Auswertung (vgl. Tabelle 23).

Skills zur Stressreduktion erlernen

Aufbau von Stresstoleranz mit Jugendlichen. In Ergänzung zu den oben aufgeführten adaptiven Strategien zur Emotionsregulation können mit Jugendlichen ebenfalls Strategien zum Aufbau von Stresstoleranz aus der DBT-A in Erwägung gezogen werden. Dem Jugendlichen werden hierbei Fertigkeiten vermittelt, die in Situationen eingesetzt werden können, in denen unangenehme Gefühle auftreten und nicht zu verändern sind. Insbesondere die Anwendung einzelner Fertigkeiten zur Krisenbewältigung eignet sich auch für den Einsatz bei Kindern/Jugendlichen mit einer

Tabelle 23: Schritte der Problemlösung am Fallbeispiel von Nadja, 15 Jahre

Problemlösungsschritte	Beispiele
Identifikation des Problems: Was ist das Problem?	„Ich werde wütend, weil ich noch aufräumen soll, bevor ich zu meiner Freundin gehen darf."
Analyse des Ziels: Was will erreichen?	„Ich will zu meiner Freundin gehen."
Sammeln von Lösungswegen: Welche Lösungswege und Umgangsstrategien gibt es?	a) „Ich könnte mich in meinem Zimmer einschließen und laut Musik anmachen, sodass ich meine Mutter nicht mehr höre." b) „Ich könnte meine Mutter einfach ignorieren und trotzdem zu Nadja gehen (ohne aufzuräumen)." c) „Ich könnte schnell aufräumen." d) „Ich könnte meine Mutter bitten, erst später aufräumen zu müssen."
Was sind die Vor- und die Nachteile eines Lösungswegs?	a) *Vorteil:* „Ich muss das Generve meiner Mutter nicht ertragen." *Nachteile:* „Ich komme nicht zu meiner Freundin. Ich bekomme dann wahrscheinlich noch mehr Stress." a) *Vorteil:* „Ich käme schnell zu meiner Freundin." *Nachteile:* „Ich bekäme richtig viel Ärger und wahrscheinlich auch Hausarrest, sodass ich meine Freundin in Zukunft weniger sehen kann." a) *Vorteil:* „Meine Mutter würde wahrscheinlich Ruhe geben und wäre zufrieden. Das Zimmer wäre aufgeräumt." *Nachteil:* „Ich müsste trotzdem erst aufräumen und käme etwas später als geplant zu meiner Freundin." a) *Vorteil:* „Ich könnte schnell zu meiner Freundin." *Nachteile:* „Meine Mutter würde mit mir sehr lange diskutieren und wahrscheinlich trotzdem Nein sagen. Ich müsste später noch aufräumen."
Auswahl eines Lösungsweges: Welche Lösung will ich ausprobieren? Welche Hindernisse könnte es bei dem Lösungsweg geben?	„Wahrscheinlich überwiegen die Vorteile nur im dritten Beispiel. Ein Hindernis könnte z. B. sein, dass das Aufräumen länger dauert, als gedacht."
Ausprobieren eines Lösungsweges.	„Ich probiere die dritte Lösung aus."
Auswertung des gewählten Lösungsweges: Habe ich mit dem gewählten Weg mein Ziel erreicht?	„Ja, ich durfte nach dem Aufräumen zu meiner Freundin. Es hat noch ein bisschen lange gedauert mit dem Aufräumen. Hierfür wäre noch eine Verbesserung wünschenswert."

hohen Impulsivität und Neigung zu selbstverletzendem Verhalten in Erregungszuständen. Tabelle 24 gibt einen Überblick über geeignete Stresstoleranz-Skills.

Tabelle 24: Auswahl hilfreicher Stresstoleranz-Skills zur Krisenbewältigung aus der DBT-A (nach Fleischhaker, Sixt & Schulz, 2011)

Ablenkung	*Ziel:* Belastende Situation durch Ablenkung nicht mehr so belastend erleben, innerliche Distanzierung. *Umsetzung:* Ablenkung durch anstrengende Aktivitäten, Ablenkung durch Aktivitäten, die Aufmerksamkeit erfordern.
Beruhigung	*Ziel:* Spannungsreduktion durch Aufmerksamkeitsfokussierung über alle Sinne (Fünf-Sinne-Achtsamkeit). *Umsetzung:* Sich beruhigen durch Sehen, Hören, Riechen, Schmecken, Spüren.
Veränderung des Augenblicks	*Ziel:* Veränderung des als belastend erlebten Augenblicks durch unterschiedliche Möglichkeiten. *Umsetzung:* Z. B. durch eine Entspannungsübung, Fantasiereise, Selbstermutigung.
Pro-Contra-Abwägung	*Ziel:* Abstand gewinnen und eine Entscheidung aus der Distanz treffen. *Umsetzung:* Abwägung von positiven und negativen Konsequenzen unter Berücksichtigung von Kurz- und Langfristigkeit.
Lenkung der Aufmerksamkeit	*Ziel:* Lenkung der Aufmerksamkeit auf eine Sache, auch wenn man durch negative Gedanken oder Gefühle gestört wird. *Umsetzung:* Z. B. durch den Einsatz einer Achtsamkeitsübung: Lenkung der Aufmerksamkeit auf die Körperhaltung, den Atem.

Fotos, Bilder und Symbole bei jüngeren Kindern

Zusammenstellung eines Werkzeugkoffers. Unter Berücksichtigung individueller Bedürfnisse und Ressourcen gilt es, mit dem Kind/Jugendlichen einen individuellen Werkzeugkoffer (auch Tool-Kiste, Strategien-Box, Skill-Box etc.) zusammenzustellen (vgl. auch Bohus & Wolf, 2009). Hierbei geht es darum, für unterschiedliche Situationen hilfreiche Möglichkeiten zur Emotionsregulation zu sammeln und zu erarbeiten (siehe Beispiele in Tabelle 25 und M10, S. 135). Insbesondere bei jüngeren Kindern kann es hilfreich sein, Fotos, Bilder oder Symbole als Hinweise zu verwenden (z. B. für die Strategie, mit dem Teddy zu spielen und ihm etwas zu erzählen, ein Foto mit dem Kind und dem Teddy im Arm zu machen und in die Box zu legen).

Selbstbeobachtung verbessern durch Tagebuchkarten

Tagebuchkarten. Zur Verbesserung der Selbstbeobachtung empfiehlt sich eine regelmäßige Protokollierung von erfolgreich eingesetzten adaptiven Emotionsregulationsstrategien, beispielsweise anhand einer Tagebuchkarte (vgl. Abbildung 2). Hierbei sollten die individuell mit dem Kind/Jugendlichen für unterschiedliche Situationen erarbeiteten Strategien auf einer Karte festgehalten und die Häufigkeit des Einsatzes registriert werden (vgl. auch M12, S. 137).

Tabelle 25: Beispiele Werkzeugkoffer von Kindern und Jugendlichen

Trick-Kiste Anna (6)	**Werkzeugkoffer Louis (11)**	**Tool-Box Leopold (17)**
– Ich spiele mit meinem Teddy und erzähle ihm von meinem Kummer. – Ich gehe in mein Zimmer und höre eine Kassette. – Ich erfrische mein Gesicht mit kaltem Wasser. – Ich knautsche meinen Knautschball. – Ich atme tief ein, halte die Luft an und lass dann alles wieder raus. – Ich denke an mein Kaninchen. – Ich frage Mama, ob sie mir hilft. – Ich rege ich mich alleine in meinem Zimmer ab. – Ich trinke Bitzelbrause und denke mir, dass das meine Lachmedizin ist.	– Ich schaue mir mein Bundesligaheft an. – Ich spiele mit Lego. – Ich denk an meine Erfolge beim Fußball. – Ich gehe in den Hof und übe Torwandschießen. – Ich mach ein paar Kraftübungen. – Ich denk mir: „Reg dich nicht auf“, oder: „Das geht schon wieder vorbei“, oder: „Kann ich das schaffen? Ja, ich kann das schaffen!“ – Ich beiß’ die Zähne zusammen. – Ich frage Jonas, was er an meiner Stelle machen würde. – Ich konzentriere mich auf mein Shamballa-Armband.	– Ich höre Musik, die mich runterbringt. – Ich bewege mich. – Ich hinterfrage, ob meine Gefühle oder Gedanken passend sind. – Ich verabrede mich zum Chillen. – Ich wechsle den Ort. – Ich konzentrier mich auf etwas anderes. – Ich beruhige mich und sage mir, dass das nicht so dramatisch ist. – Ich überlege erst, was eine gute Lösung ist, um keine Nachteile zu haben. – Ich bring mich in Sicherheit, damit ich nicht explodiere.

Anzahl der Provokationen an diesem Tag	4	7	0	5	3	0	0
Hilfreiche Strategie:	Mo	Di	Mi	Do	Fr	Sa	So
Wegschauen, weggehen und nichts sagen.	I	I	-	II	I	-	-
In ruhigem Ton Verweis, dass ich mich nicht provozieren lasse.	-	-	-	I	I	-	-
Tief durchatmen und Bleib-cool-Spruch denken.	I	-	-	III	I	-	-
Nicht hilfreiche Strategie:	Mo	Di	Mi	Do	Fr	Sa	So
Beleidigende und aggressive Sprüche.	II	~~IIII~~ I	-	-	-	-	-
Drohgebärden.	-	II	-	-	I	-	-
Körperliche Aggression (Schlagen, Schubsen, Treten, etc.).	II	I	-	-	-	-	-
Allgemeine Stimmung	😐	☹	☺☺	☺	😐	😐	😐

Abbildung 2: Tagebuchkarte – Meine Strategien bei Provokationen von Mitschülern

Hilfreiche Materialien:

- Für die Durchführung einer Zielanalyse kann auf das Arbeitsblatt „Individuelle Zielerreichnungsskala“ (vgl. M11, S. 136) zurückgegriffen werden.
- Im Arbeitsblatt „Mein Werkzeugkoffer zur Emotionsregulation“ (vgl. M10, S. 135) können individuelle Strategien zur Emotionsregulation in belastenden Situationen notiert werden.
- Die „Tagebuchkarte zum Auftreten von Problemverhalten und belastenden Gefühlen“ (vgl. M12, S. 137) kann regelmäßig zur Protokollierung von Selbstbeobachtungen eingesetzt werden.

Sektion 7: Verbesserung von Tagesrhythmus und Schlaf

Teufelskreis bei Schlafproblemen

Gesunder, ausreichender, erholsamer Schlaf ist eine der Voraussetzungen von emotionaler Verarbeitung von Erlebtem und emotionaler Ausgeglichenheit. Als Folgen von gestörtem Schlaf und Schlafmangel können Gereiztheit und Konzentrationsstörungen auftreten und schulische Probleme die Folge sein. Zugleich kann auch der Schlafrhythmus der Eltern in Mitleidenschaft gezogen werden, was sich dann in einem Teufelskreis mit negativen und auch aggressiv besetzten Gefühlen gegenüber dem Kind/Jugendlichen mit entsprechenden Konsequenzen für die ganze Familie „hochschaukeln“ kann (DGSM, 2009).

Dieser Zusammenhang kann schon mit Kindern und erst recht mit Jugendlichen im Rahmen der Psychoedukation anhand alltäglicher Beispiele erarbeitet werden.

Psychoedukation:
Faktoren, die das Risiko einer Schlafstörung ...

... mindern:
- Konstante Bett- und Aufwachzeit.
- Kreative, bewegungsreiche Tagesgestaltung.
- Konsequentes Erziehungsverhalten.

... erhöhen:
- Abendliches Licht und Lärm.
- Infektanfälligkeit.
- Allergien.
- Familiärer Stress.
- Fernsehen und Unterhaltungselektronik (Computer-Bildschirme verschieben die innere Uhr auf später).

Tagesrhythmus bei Schlafproblemen berücksichtigen

Da Störungen der Affektregulation mit einer erhöhten Rate an Schlafstörungen einhergehen und der gestörte Schlaf für den langfristigen Verlauf bedeutsam ist, sollte auch die Verbesserung des Tagesrhythmus und des Schlafes bei der Therapieplanung berücksichtigt werden. Dem dienen chronotherapeutische Interventionen, die auf das Wiederherstellen eines gesunden Tag-Nacht-Rhythmus und einer guten Synchronisation der „inneren Uhr" mit äußeren „Zeitgebern" (Licht, Mahlzeiten, Aktivitäten) zielen.

Aufenthalt im Freien und Schlafhygiene sind zentrale Elemente

Insbesondere Sonnenlicht am Vormittag gilt als Zeitgeber für die innere Uhr, der über seine Wirkung auf den Melatoninstoffwechsel den abendlichen Schlaf anstößt. Daher bieten sich ganz basale, aber wirkungsvolle Maßnahmen an, die zu einer besseren Synchronisation der inneren und äußeren Rhythmen führen und einen besseren Schlaf und bessere Stimmung begünstigen: ausreichend morgendliches Licht, morgendliche Aufenthalte im Freien und Bewegung (z. B. zu Fuß zur Schule oder zum Bus gehen) sowie tageszeitliche Rituale (z. B. regelmäßige Mahlzeiten, Bettgehrituale) sollten mit den Kindern und Eltern als wichtige Voraussetzungen gesunden Schlafes besprochen und im Alltag konkret geplant werden. Darüber hinaus sollten Maßnahmen zur Schlafhygiene vermittelt werden, die sich als hilfreich in der Behandlung von Ein- und Durchschlafstörungen erwiesen haben (vgl. Kasten 6).

Kasten 6: Schlafhygiene – Verhaltensregeln zur Behandlung von Ein- und Durchschlafstörungen

- Ruhige, abgedunkelte, angenehm temperierte Schlafumgebung (16 bis 18° C; nicht zu warm).
- Aktivitäten vor Zubettgehen reduzieren.
- Kein Fernsehen/Computerspielen vor dem Zubettgehen.
- Kein Alkohol, Koffein, schwere Mahlzeiten vor dem Zubettgehen.
- Ritual des Zubettgehens gestalten, auch im Jugendalter.
- Bei nächtlichem Aufwachen kein helles Licht, nicht essen/rauchen.
- Nachts nicht auf die Uhr sehen.
- Einhaltung regelmäßiger Rhythmen (Aufstehen zu fester Zeit), möglichst ohne Ausnahmen am Wochenende.
- Morgens dem Tageslicht aussetzen (Jalousien geöffnet).
- Schlaf tagsüber nur sehr eingeschränkt.
- Das Bett zum Schlafen nutzen (also *nicht* darin spielen, Handy nutzen, fernsehen, Hausaufgaben machen, Bett als Bestrafung etc.).

Melatonin und Lichttherapie als weitere Therapieschritte

Neben diesen grundlegenden Verhaltensregeln können bei ausgeprägten, hartnäckigen Ein- und Durchschlafstörungen als weitergehende Interventionen eine vorübergehende Behandlung z. B. mit Melatonin (siehe Leitlinie 11, Sektion 3) oder mit hellem morgendlichem Licht (siehe Leitlinie 12 zur Lichttherapie) erwogen werden.

Hilfreiche Materialien:

- Deutsche Gesellschaft für Schlafforschung und Schlafmedizin (DGSM). (2009). *S3-Leitlinie. Nicht erholsamer Schlaf/Schlafstörungen.* Berlin: Springer. Zugriff am 27.04.2016. Verfügbar unter http://www.dgsm.de/downloads/akkreditierung ergebnisqualitaet/S3-Leitlinie_Nicht_erholsamer_Schlaf-Schlafstoerungen.pdf

- Die Deutsche Gesellschaft für Schlafforschung und Schlafmedizin stellt auf ihrer Homepage vielfältige Informationen (z. B. Fragebögen) für Fachpublikum und Materialien für Patienten (z. B. einen Ratgeber zu Schlafstörungen bei Säuglingen, Kleinkindern, Kindern und Jugendlichen kostenfrei zur Verfügung (www.dgsm.de).

2.2.4 Elternarbeit und Arbeit mit weiteren Bezugspersonen

L10 | **Leitlinie 10: Elternarbeit und Arbeit mit weiteren Bezugspersonen**

Sektion 1: Erarbeitung eines Störungsverständnisses

Im Zentrum steht die Vermittlung von Informationen
- zur Symptomatik,
- zu begleitenden Auffälligkeiten,
- zu möglichen Ursachen,
- zu bedingenden und aufrechterhaltenden Faktoren,
- zu wirksamen Behandlungsmöglichkeiten.

Sektion 2: Wahrnehmung der kindlichen Emotionen und Identifikation von Triggern

Die Eltern werden angeleitet
- Hinweissignale, die problematischen Situationen vorausgehen, rechtzeitig wahrzunehmen;
- auf Signale erhöhter Gereiztheit oder Anspannung auf verbaler und nonverbaler Ebene zu achten.

Zur Unterstützung empfiehlt es sich, die Eltern Beobachtungsprotokolle oder Tagebuchkarten führen zu lassen.

Sektion 3: Anleitung und Unterstützung des Kindes beim Einsatz von adaptiven Emotionsregulationsstrategien

Regelmäßige gemeinsame Sitzungen, in denen ein alternativer Umgang mit typischen Konflikten angeleitet, geübt und gemeinsam ausgewertet werden kann, sind sinnvoll. Die Eltern sollen in die Lage versetzt werden, ihre Kinder beim Umsetzen gelungener Strategien zum Regulieren von Emotionen zu unterstützen, etwa indem sie
- positive Rückmeldungen für den Einsatz angemessener Strategien der Emotionsregulation geben (z. B. wenn die Kinder sich eine Auszeit nehmen, um Unterstützung bitten, sich selbst ablenken);
- klare Regeln für herausfordernde Situationen etablieren;
- Hilfestellung bei der Problemlösung geben (Was hat zu dem Erregungszustand geführt und wie kann künftig mit vergleichbaren Situationen umgegangen werden?);
- die Selbstregulation des Kindes stützen durch einfache Hinweise auf mögliche adaptive Emotionsregulationsstrategien bei Anzeichen erhöhten Gereiztheit oder Anspannung;

- auf den Umgang mit extremer Anspannung des Kindes vorbereitet werden (z. B. durch selbstberuhigende Instruktionen und Strategien im Umgang mit eigener Erregung);
- informiert werden über wesentliche Inhalte der Therapie mit dem Kind/Jugendlichen und dort erarbeiteten Strategien zur Emotionsregulation.

Sektion 4: Anleitung zur Perspektivübernahme und Förderung einer positiven Kommunikation

Mit den Eltern können Grundlagen einer positiven Kommunikation erarbeitet werden, z. B.
- Aspekte aktiven und empathischen Zuhörens,
- Kommunikation auf Augenhöhe,
- förderliche Formulierungen wie Ich-Botschaften und konkrete Beschreibung von Gefühlen,
- Vermeidung von Verallgemeinerungen („immer, nie, grundsätzlich, mal wieder, ständig"), Vorwürfen und Schuldzuweisungen.

Da Störungen der Affektregulation maßgeblich im Kontext sozialer Situationen und Interaktionen auftreten und nicht nur für das Kind, sondern oft auch für Bezugspersonen mit einem hohen Leidensdruck einhergehen, stellt die Arbeit mit Eltern und anderen engen Bezugspersonen einen zentralen Behandlungsbaustein dar. Dies gilt umso mehr, als dass die Probleme oft durch ungünstige Umgebungsfaktoren (z. B. dysfunktionale Erziehungsmaßnahmen, ungünstige Kommunikationsstrategien) begünstigt oder aufrechterhalten werden.

Rolle des Erziehungsverhaltens

Insbesondere bei jüngeren Kindern ist davon auszugehen, dass sich Verhaltensprobleme durch die Veränderung erzieherischer Maßnahmen (z. B. verstärkte Anerkennung für angemessene Regulationsstrategien etc.) mit beeinflussen lassen. Hinsichtlich des Erwerbs und Ausbaus emotionsregulativer Strategien ist weiterhin zu erwarten, dass Kinder durch die Beobachtung kompetenter Modelle sowie eine adäquate Anleitung und Hilfestellungen im Alltag sehr profitieren. Insbesondere bei Eltern, die ähnliche Regulationsprobleme haben, scheint neben der theoretischen Informationsvermittlung auch eine sehr konkrete Rückmeldung und praktische Anleitung erforderlich.

Regelmäßige Einbindung der Eltern

In welcher Frequenz und Intensität die Eltern in den psychotherapeutischen Prozess eingebunden werden, hängt von unterschiedlichen Faktoren ab. Insbesondere gilt es, entwicklungsbedingte Besonderheiten zu berücksichtigen. In der Therapie von Vorschul- oder Grundschulkindern ist zu erwarten, dass eine regelmäßige Einbindung der Eltern indiziert ist. Bei Jugendlichen hingegen steht eine intensive Einbindung der Bezugspersonen oft im Widerspruch mit den entwicklungstypischen Bestrebungen nach Autonomie und Verantwortungsübernahme.

Hierbei kann es im Einzelfall auch sinnvoll sein, eine begründete Abweichung des sonst üblichen Verhältnisses von vier Einzelsitzungen mit dem Kind/eine Sitzung mit den Bezugspersonen zu beantragen.

Sektion 1: Erarbeitung eines Störungsverständnisses

Störungsverständnis entwickeln

Ziel der Arbeit mit den Bezugspersonen ist zunächst die Entwicklung eines Verständnisses für die Probleme des Kindes. Hierzu geht es im Rahmen der Psychoedukation um die Vermittlung von Informationen zur Symptomatik und zu begleitenden Auffälligkeiten (z. B. Symptome einer depressiven Störung etc.) sowie zu möglichen Ursachen und Erklärungsmodellen. Vor dem Hintergrund eines kognitiv-behavioralen Störungsmodells sollte vor allem ein Verständnis für die bedingenden und aufrechterhaltenden Faktoren der affektiven Dysregulationsstörung gefördert werden.

In einem weiteren Schritt geht es um die Aufklärung über wirksame Behandlungsmöglichkeiten unter Berücksichtigung des aktuellen Forschungsstandes. Da oft ein multimodales Vorgehen sinnvoll ist, gilt es, entsprechend über die verschiedenen Behandlungsbausteine (z. B. psychiatrisch, psychotherapeutisch, pädagogisch) und ihren jeweiligen Stellenwert aufzuklären.

Sektion 2: Wahrnehmung der kindlichen Emotionen und Identifikation von Triggern

Umgang mit typischen Auslösesituationen

Um den Patienten im Einsatz hilfreicher Emotionsregulationsstrategien zu unterstützen, ist es hilfreich, wenn die Bezugspersonen Hinweissignale, die den problematischen Situationen in der Regel vorausgehen, rechtzeitig wahrnehmen und als „Trigger“ identifizieren. Können typische Situationen (z. B. Misserfolgserlebnisse, Leistungsanforderungen), Interaktionen (z. B. mit Geschwistern, Konkurrenten) oder Konstellationen (z. B. Dreier-Konstellationen, Konstellationen mit älteren Kindern) als besonders belastend und häufig auslösend für das Auftreten problematischen Verhaltens identifiziert werden, ist es möglich, hierfür konkrete Möglichkeiten zur Anleitung eines angemessenen Umgangs und einer Steuerung durch Bezugspersonen zu erarbeiten. Beobachtbare Signale einer erhöhten Gereiztheit, Anspannung oder Erregung können auf verbaler Ebene (z. B. Wortwahl, Lautstärke) und nonverbaler Ebene (z. B. Gestik: Drohgebärden; Mimik: Stirnrunzeln; Körpersprache: Anspannung, Nervosität; Verhalten: Rückzug, Getriebenheit) zu beobachten sein. Zur Sensibilisierung der Wahrnehmung von Signalen empfiehlt es sich, Bezugspersonen Beobachtungsprotokolle oder Tagebuchkarten ausfüllen zu lassen. Diese können dann gemeinsam ausgewertet und als Grundlage für die Erarbeitung angemessener Strategien genutzt werden (vgl. M12, S. 137).

Sektion 3: Anleitung und Unterstützung des Kindes beim Einsatz von adaptiven Emotionsregulationsstrategien

Sinnvoll ist es, regelmäßig gemeinsame Sitzungen mit dem Kind/Jugendlichen und den Eltern durchzuführen, in denen ein alternativer Umgang mit typischen Konflikten (z. B. in Spiel- oder Anforderungssituationen) angeleitet, geübt und gemeinsam ausgewertet werden kann.

Erwünschtes und angemessenes Verhalten verstärken

Positive Verstärkung. Im Rahmen kognitiv-behavioraler Behandlungsansätze kommt dem Einsatz positiver Verstärker (z. B. durch Lob, Anerkennung, Belohnung) als kontingente Reaktion auf angemessenes und erwünschtes Verhalten große Bedeutung zu. Zentrale Annahme ist es, dass das Kind/der Jugendliche durch angenehme Konsequenzen, die es für sein Verhalten erfährt, motiviert wird, entsprechendes Verhalten häufiger zu zeigen. Auf der individuellen Ebene fördert eine entsprechend positive Verstärkung darüber hinaus ein positives Selbsterleben und Zutrauen in die eigenen Kompetenzen. Auch im Umgang mit Kindern, die Störungen der Affektregulation zeigen, sollten entsprechende Prinzipien berücksichtigt werden. Entsprechend sollten mit den Bezugspersonen Grundsätze effektiver Verstärkung erarbeitet werden (z. B. unmittelbares Feedback, authentische Formulierungen, konkrete Rückmeldungen). Entsprechende Anregungen sind beispielsweise den Behandlungsprogrammen von Döpfner, Schürmann und Frölich (2013), Grasmann und Stadler (2009) sowie Lauth und Heubeck (2006) zu entnehmen. Im Alltag sollte das Kind/der Jugendliche nicht nur für angemessenes Verhalten, sondern insbesondere für den Einsatz angemessener Strategien der Emotionsregulation (z. B. sich eine Auszeit nehmen, um Unterstützung bitten, sich selbst ablenken, aktive Schritte der Problemlösung) positive Rückmeldung erhalten.

Regeln für den Umgang mit schwierigen Situationen entwickeln

Etablierung von Regeln. Konnten durch die Beobachtungen der Bezugspersonen Situationen identifiziert werden, in denen es mit hoher Wahrscheinlichkeit zum Auftreten problematischen Verhaltens kommt, empfiehlt es sich, für den Umgang in diesen Situationen Regeln zu erarbeiten. Diese können mit dem Kind/Jugendlichen in einem ruhigen Moment erarbeitet und besprochen werden, sodass alle Beteiligten für die Zukunft wissen, „was passiert, wenn …“, z. B.:

- Bei starker Gereiztheit erfolgt ein Hinweis (z. B. gelbe Karte), durch den das Kind/der Jugendliche weiß, dass es nun eine erlernte Strategie einsetzen oder mit einer Aufforderung, die Situation zu verlassen, rechnen muss (z. B. rote Karte).
- Bei starker Gereiztheit werden keine Gespräche geführt, sondern das Kind/der Jugendliche wird ignoriert, bis es/er wieder zu einer angemessenen Kommunikation bereit ist.

Von zentraler Bedeutung für die Wirksamkeit von Familienregeln sind eine Umsetzbarkeit der Vereinbarungen und eine konsequente Umsetzung.

Emotionale Beruhigung vor Problemlösung

Problemlösung. Eine effektive Problemlösung ist im emotional erregten Zustand nicht möglich. Daher gilt es, mit den Bezugspersonen zu besprechen, dass sie dem Kind/Jugendlichen die Möglichkeit und Zeit geben, sich alleine zu regulieren, ohne sofort eine passende Lösung anstreben zu wollen. In beruhigtem Zustand kann dann strukturiert und lösungsorientiert analysiert werden, was zu dem Erregungszustand geführt hat und wie in Zukunft mit einer vergleichbaren Situation umgegangen werden könnte.

Wie mit dem Kind/Jugendlichen werden auch mit den Bezugspersonen Schritte der Problemlösung erarbeitet (Beschreibung des Problems, Sammeln von Lösungsmöglichkeiten, Diskutieren der Lösungsmöglichkeiten, Auswahl der passendsten Lösungsmöglichkeit, Umsetzung der Lösung, Auswertung der Vor- und Nachteile, Feedback). Sinnvoll ist es, dies an einer konkreten Alltagssituation zu machen.

Kurze und klare Rückmeldung in schwierigen Situationen

Hinweise zur Selbstregulation. Grundsätzlich ist es das Ziel, dass das Kind/der Jugendliche lernt, selbstwirksam adaptive Strategien im Umgang mit belastenden Emotionen einzusetzen. Bezugspersonen können hierbei eine wesentliche Unterstützung bieten, indem sie bei Anzeichen einer erhöhten Gereiztheit, Anspannung oder Erregung ihrem Kind/Jugendlichen möglichst einfache, kurze und klare Rückmeldungen und Hinweise auf die notwendige Anwendung adaptiver Emotionsregulationsstrategien geben (zum Beispiel auf der verbalen Ebene: „Achtung!", „Denk an deinen Ton!", „Amte tief durch", „Überlege, was du sagen willst", „Mach eine Pause", „Denk an deinen Strategien-Koffer und überlege, was du einsetzen kannst"; auf der nonverbalen Ebene: Auszeit- oder Ruhezeichen mit den Händen, Aufzeigen einer Signalkarte). Wichtig ist, dass diese Hinweise neutral und ohne negative Emotionen an den Patienten gerichtet werden und im Vorfeld besprochen wurde, dass es sich hierbei nicht um eine Bestrafung handeln soll.

Bei Eigen- oder Fremdgefährung in der Nähe des Kindes bleiben

Umgang mit hoher Erregung. Im Falle hoher Erregung und Anspannung sind Kinder/Jugendliche in der Regel kaum oder gar nicht mehr empfänglich für Hinweise zur Selbstregulation. Bei einer erhöhten Gefahr zu Eigen- oder Fremdgefährdung ergibt sich dann die Notwendigkeit, in der Nähe des Kindes zu bleiben. Für entsprechende Situationen empfiehlt sich, mit den Bezugspersonen zu besprechen, dass sie die Situation ohne zusätzliche Aufmerksamkeit (z. B. durch Klärungsversuche, Ansprache, Beruhigung) begleiten sollten. Darüber hinaus sollten sie in entsprechenden Situationen lernen, eigene Emotionen zu kontrollieren. Dies fällt Bezugspersonen aufgrund sich wechselseitig bedingender Verstärkerprozesse oft schwer. Daher kann es auch in der Zusammenarbeit mit den Bezugspersonen sinnvoll sein, individuelle Coping-Strategien der eigenen Emotionsregulation zu erarbeiten (selbstberuhigende Instruktionen, z. B.: „Ich bleibe ruhig und gelassen“, „Wenn ich mich jetzt aufrege, hilft das niemandem weiter“, „Später finden wir sicher eine geeignete Lösung“; Strategien im Umgang mit eigener Erregung, z. B.: Durchatmen, Entspannungsübung).

Eltern informieren über erlernte Strategien des Kindes

Kenntnis über hilfreiche Strategien für das Kind/den Jugendlichen. Nicht immer fällt es Bezugspersonen leicht, mit dem Kind/Jugendlichen hilfreiche Strategien für unterschiedliche Situationen zu erarbeiten. Entsprechend sollten die Eltern über die Inhalte aus der Therapie mit dem Kind/Jugendlichen und über die dort erarbeiteten Strategien zur Emotionsregulation informiert werden. Auf diese Weise können sie dem Kind/Jugendlichen nicht nur passende Hinweise in entsprechenden Situationen geben, sondern auch bei einem angemessenen Einsatz positives Feedback geben.

Sektion 4: Anleitung zur Perspektivübernahme und Förderung einer positiven Kommunikation

Aufgrund der Neigung zu Fehlattribuierungen des Verhaltens anderer (z. B. durch die Interpretation einer feindseligen Grundhaltung) kommt der Anleitung zur Perspektivübernahme und Erarbeitung alternativer Interpretationsmöglichkeiten große Bedeutung zu. Hierbei können Bezugspersonen sowohl Modell als auch konkrete Unterstützung in der Auswertung von problematischen Situationen bieten, indem typische Denkfehler aufgedeckt und die kindlichen Kognitionen durch unterschiedliche Techniken hinterfragt, geprüft und umstrukturiert werden.

Kommunikation in der Familie verbessern

Vielen Kindern und Jugendlichen fällt es schwer, über ihre Emotionen, Belastungen oder Bedürfnisse zu sprechen. Oft fehlen hierfür auch Modellvorgaben im unmittelbaren Umfeld. Entsprechend kann es hilfreich sein, eine förderliche Kommunikationskultur in der Familie zu etablieren. Hierfür sollten mit den Bezugspersonen unterschiedliche Strategien zur Förderung einer positiven Kommunikation erarbeitet werden, z. B.:

- *Aspekte aktiven und empathischen Zuhörens:* Anpassung des Tempos, Senden nonverbaler Zeichen des Verständnisses, Nachfragen etc.
- *Kommunikation auf Augenhöhe:* Sich gemeinsam an eine Tisch setzen, gleichberechtigte Möglichkeit, den eigenen Standpunkt darzulegen, Bemühen um gemeinsame Lösungsfindung etc.
- *Förderliche Formulierung:* Ich-Botschaften, konkrete Schilderungen, Beschreibung von konkreten positiven und negativen Gefühlen, Formulierung eigener Wünsche und Bedürfnisse etc.

Darüber hinaus sollten mit den Bezugspersonen problematische Kommunikationsstrategien wie Verallgemeinerungen (z. B. immer, nie, grundsätzlich, mal wieder, ständig), Formulierung von Vorwürfen, Schuldzuweisungen oder Kritik sowie Bevormundung erörtert und für Beispielsituationen alternative Ausdrucksmöglichkeiten gefunden werden.

Wiedergutmachen fällt Kindern und Jugendlichen oft schwer

Anleitung zu Wiedergutmachungen. Konnten problematische Situation nicht durch einen rechtzeitigen Einsatz unterschiedlicher Maßnahmen abgewendet werden, ist eine möglichst zeitnahe Klärung erforderlich (z. B. Maßnahmen zur Entschuldigung oder Wiedergutmachung). Auf diese Weise kann mit einer Situation abgeschlossen werden, ohne dass negative Gefühle (z. B. ein schlechtes Gewissen) bestehen bleiben. Da entsprechende Wiedergutmachungen Kindern/Jugendlichen oft schwer fallen, sollten diese konkret angeleitet und begleitet werden; darüber hinaus sollte dem Kind/Jugendlichen bei Gelingen ein positives Feedback gegeben werden.

Hilfreiche Materialien:

- Zur Sensibilisierung der Wahrnehmung von Signalen können Beobachtungsprotokolle (vgl. „Selbstbeobachtungsbogen für Bezugspersonen“, M09, S. 134) oder Tagebuchkarten (vgl. „Tagebuchkarte zum Auftreten von Problemverhalten und belastenden Gefühlen“, M12, S. 137) eingesetzt werden.
- Verschiedene Elterntrainings und Eltern-Kind-Programme zielen auf die Veränderungen nicht hilfreicher familiärer Interaktionen im Kontext herausfordernden Verhaltens. Elemente, z. B. aus den Behandlungsprogrammen *Verhaltenstherapeutisches Intensivtraining zur Reduktion von Aggression* (*VIA*; Grasmann & Stadler, 2009; siehe auch Kapitel 3.14), *Therapieprogramm für Kinder mit hyperkinetischem und oppositionellem Problemverhalten* (*THOP*; Döpfner, Schürmann & Frölich, 2013) und *Kompetenztraining für Eltern sozial auffälliger Kinder* (*KES*; Lauth & Heubeck, 2006) können mit Gewinn auch bei Störungen der Affektregulation eingesetzt werden.

2.2.5 Pharmakotherapie

L11 | **Leitlinie 11: Pharmakotherapie**

Sektion 1: Behandlung von Impulsivität, Hypermotorik, Wutanfällen und „Ausrastern“

- Wenn bei starker hyperaktiver Symptomatik, bei ausgeprägten Wutanfällen und reaktiv-aggressiven Impulsen Psychoedukation und Verhaltenstherapie allein nicht ausreichend helfen und die Auswirkungen der Symptomatik schwerwiegend sind, kann eine begleitende medikamentöse Behandlung angezeigt sein.
- Methylphenidat ist das Mittel der ersten Wahl.

- Notwendig ist ein individuelles schrittweises Austesten der richtigen Dosis mit regelmäßigen jährlichen Auslassversuchen zur Überprüfung der weiteren Behandlungsnotwendigkeit.
- Wachstum, Gewichtsverlauf, Puls und Blutdruck sind regelmäßig zu überprüfen.

Sektion 2: Behandlung depressiver Symptome

- Auch bei einer depressiven Symptomatik im Rahmen einer Störung der Affektregulation kann im Regelfall die Behandlung zunächst mit Methylphenidat begonnen werden.
- Nur bei ausgeprägter schwerer Depression sollte von Beginn an die Behandlung mit einem selektiven Serotonin-Wiederaufnahmehemmer (SSRI) in Kombination mit Psychotherapie erwogen werden.
- Unter SSRI ist insbesondere in den ersten Behandlungswochen und bei Dosissteigerungen auf das Auftreten dranghafter suizidaler Gedanken, Unruhe, erhöhter Reizbarkeit, Aggressivität, Angstzustände und Schlaflosigkeit zu achten.
- Johanniskraut sollte nicht zur Behandlung von Depression bei Kindern und Jugendlichen verschrieben werden.
- Nach einer Remission der Depression (mindestens zwei symptomfreie Monate) sollte die medikamentöse Behandlung noch für mindestens ein halbes Jahr fortgesetzt und dann sehr langsam ausgeschlichen werden.

Sektion 3: Behandlung von Schlafstörungen

- Vor dem Einsatz von Medikamenten sollten Maßnahmen zur Tagesstrukturierung und Schlafhygiene sowie „Hausmittel“ für ein verbessertes Einschlafen eingesetzt werden (z. B. Wärmflaschen, heiße Milch mit Honig, beruhigende Tees).
- Melatonin ist hilfreich bei Verschiebungen des Tag-Nacht-Rhythmus und dem verzögerten Schlafphasensyndrom (2 bis 5 mg etwa 1 bis 2 Stunden vor dem gewünschten Einschlafzeitpunkt.
- Bei therapieresistenten Schlafstörungen kann der Einsatz von sedierenden Antidepressiva oder Neuroleptika erwogen werden.
- Der Einsatz von Benzodiazepinen sollte wegen des hohen Abhängigkeitsrisikos nur im Rahmen stationärer Aufenthalte erfolgen.

Unterstützende medikamentöse Behandlung

Verhaltenstherapeutische Interventionen haben in der Behandlung von Störungen der Affektregulation vorrangige Bedeutung. Unterstützend und manchmal auch vorbereitend kommen im Rahmen eines Gesamtbehandlungsplans medikamentöse Strategien zum Einsatz. Bei der Diagnostik (vgl. Leitlinien 2 und 5) soll die individuelle Symptomkonstellation betrachtet und gewichtet werden, um zu entscheiden, welche Beschwerden im Vordergrund stehen, und darüber die notwendigen Behandlungsbausteine und ihre Reihenfolge festzulegen.

Wenn im Rahmen der Diagnostik und Klassifikation nach der ICD umschriebene Störungsbilder festgestellt werden, etwa eine hyperkinetische Störung, Störung des Sozialverhaltens oder depressive Störung, sollen diese leitliniengerecht behandelt werden.

Eine begleitende Medikation soll für Störungen der Affektregulation erwogen werden, wenn psychologische Interventionen allein als wenig erfolgversprechend eingeschätzt werden oder sich schon als nicht allein ausreichend erwiesen haben und wenn z. B. eine der folgenden Indikationen vorliegt:

- ADHS-nahe Symptome wie Impulsivität und Hypermotorik und ausgeprägte oder häufige Wutanfälle und „Ausraster",
- mittelgradige bis schwere depressive Symptomatik,
- schwere Schlafstörungen.

Sektion 1: Behandlung von Impulsivität, Hypermotorik, Wutanfällen und „Ausrastern"

Methylphenidat Mittel der Wahl

Bei ausgeprägter hyperaktiv-impulsiver Symptomatik i. S. einer hyperkinetischen Störung (HKS, nach ICD-10) oder einer ADHS (nach DSM-5), die eine medikamentöse Mitbehandlung angezeigt erscheinen lässt, sollten die zugelassenen Substanzen (Methylphenidat, Lisdexamphetamin, Amphetamin und Atomoxetin) verwandt werden. Methylphenidat ist dabei das Mittel der ersten Wahl.

Eine Medikation hat im Rahmen eines multimodalen Therapiekonzeptes ihren Stellenwert dann, wenn Psychoedukation und Verhaltenstherapie allein nicht helfen und die Auswirkungen der Symptomatik schwerwiegend sind.

Notwendig ist ein individuelles schrittweises Austesten der richtigen Dosis mit regelmäßigen Kontakten zum behandelnden Arzt und genauer Kontrolle der aufgetretenen Wirkungen oder potenziellen unerwünschten Wirkungen. Regelmäßige Dosisanpassungen sind häufig notwendig (vgl. auch Kasten 7).

Kasten 7: Individuelle Titration von Methylphenidat (nach Lehmkuhl & Holtmann, 2015)

- Es bestehen große Unterschiede in der jeweils optimalen Dosierung.
- Zunächst Beginn mit geringer Gabe von 5 bis 10 mg pro Tag.
- In Abständen von einigen Tagen wird die Dosierung in Abhängigkeit von der Wirkung gesteigert.
- Die maximale Tagesdosis von 1 mg/kg Körpergewicht oder 60 mg sollte nicht überschritten werden.
- In der Regel liegen Tagesdosierungen zwischen 0,3 bis 0,7 mg/kg Körpergewicht.
- Notwendig sind regelmäßige jährliche Auslassversuche.

Vor Beginn der medikamentösen Behandlung Risikofaktoren erfassen

Vor Therapiebeginn ist das Erfassen von kardiovaskulären Risikofaktoren anhand von Eigenanamnese, Familienanamnese und körperlicher Untersuchung (einschl. Blutdruck- und Pulsmessung) obligatorisch. In der Eigenanamnese sollte explizit nach körperlicher Belastbarkeit, nach Episoden von Müdigkeit und Erschöpfung oder Brustschmerzen unter

Belastung und Herzerkrankungen des Patienten gefragt werden. In der Familienanamnese sollten plötzliche und ungeklärte Todesfälle und Herzerkrankungen erfragt werden. Wenn Hinweise auf ein kardiales Risiko vorliegen, sollten weitergehende Untersuchungen (EKG, ggf. kinderkardiologisches Konsil) erfolgen.

Nebenwirkungen beachten

Mögliche unerwünschte Wirkungen der Medikation können sowohl negative psychische (z. B. erhöhte Stimmungslabilität und Weinerlichkeit) als auch somatische Reaktionen umfassen, die jedoch selten einen Behandlungsabbruch erfordern.

Wichtig ist der Hinweis, dass in den ersten ein bis zwei Wochen nach Beginn der Medikation häufiger unerwünschte Wirkungen wie Schlafstörungen und Appetitverminderung zu beobachten sind, die sich im Verlauf der weiteren Behandlung jedoch deutlich verringern. Die häufig von Eltern angesprochene Furcht vor einer Abhängigkeit von der Medikation ist unberechtigt.

Im Verlauf der Stimulanzientherapie sind neben einigen Blutparametern insbesondere das Wachstum, der Gewichtsverlauf sowie Puls und Blutdruck regelmäßig zu überprüfen (vgl. Tabelle 26).

Tabelle 26: Sinnvolle Kontrolluntersuchungen bei der Therapie mit Stimulanzien (Methylphenidat, Lisdexamphetamin, Amphetamin) und Atomoxetin

Parameter	Vorher	nach Erreichen der Zieldosis	Halbjährlich
Blutbild	X	X	X
Kreatinin	X	X	X
TSH	X	X	X
Transaminasen	X	X	X
Bilirubin	X	X	X
RR/Puls[1]	X	X	X
EEG[2]	X		
EKG[3]	X		
Größe, Gewicht, BMI[4]	X	X	X

Anmerkungen: Häufigere Kontrollen sind nötig, wenn ein untersuchter Parameter pathologisch ausfällt oder klinische Symptome auftreten, die einer Abklärung bedürfen. [1] RR und Puls: dreimalig in Ruhe messen, höchsten Wert verwerfen, Mittelwert aus verbleibenden zwei Werten bilden. Kontrollbedürftig sind Werte über der 95. Perzentile (vgl. Blutdruck-Referenzwerte aus der KiGGS Studie; Neuhauser et al., 2011); [2] EEG bei klinischer Indikation (z. B. erhöhtes Risiko für zerebrale Anfälle); [3] EKG bei klinischer Indikation; [4] Im Verlauf auf Essverhalten und Wachstum achten.

Alternative Behandlung mit SSRI

Auch zur medikamentösen Behandlung bei ausgeprägten Wutanfällen und reaktiv-aggressiven Impulsen sind Psychostimulanzien das Mittel der Wahl. Bei begleitender Dysphorie und nicht ausreichender Stimulanzienwirkung kommt eine Kombination mit selektiven Wiederaufnahmehemmern in Betracht, um neben dem dopaminergen System auch den Serotonin-Stoffwechsel günstig zu beeinflussen. Die Behandlung mit atypischen Neuroleptika, etwa Risperidon, Aripiprazol oder Olanzapin, kann nur als zweite Wahl gelten. Zurückhaltung ist insbesondere geboten wegen der metabolischen Veränderungen unter der Therapie mit atypischen Neuroleptika (Correll et al., 2009).

Alle genannten Ansätze sind wegen der fehlenden Indikation individuelle Heilversuche („Off Label"-Gebrauch). Die Sorgeberechtigten können aber darauf hingewiesen werden, dass mit den genannten Substanzen Erfahrungen in der Behandlung junger Patienten bei anderen Indikationen bestehen.

Sektion 2: Behandlung depressiver Symptome

Depressive Symptome sprechen auf Behandlung mit Stimulanzien an

Im Regelfall sollte auch bei einer depressiven Symptomatik im Rahmen einer Störung der Affektregulation/SMD die Behandlung zunächst mit Methylphenidat begonnen werden. Ein solches Vorgehen stützt sich auf Befunde, die eine leicht stimmungsaufhellende Wirkung von Methylphenidat und eine parallele Besserung von ADHS-nahen und depressiven Symptomen bei SMD berichten (Waxmonsky et al., 2008). Dies steht in Einklang mit Empfehlungen zur Behandlung komorbider depressiver Verstimmungen bei ADHS, die (außer bei schwerer Depression und Suizidalität) zunächst die Behandlung mit Psychostimulanzien favorisieren (Pliszka et al., 2006; Frölich et al., 2010; vgl. Abbildung 3).

Erst nach nicht ausreichender Behandlung mit Methylphenidat sollte zur Behandlung der depressiven Symptome die Kombination mit einem Antidepressivum erwogen werden, allerdings zunächst mit einer Substanz alleine und nicht mit beiden Substanzen gleichzeitig (Frölich et al., 2010).

Atomoxetin zur Behandlung komorbider Depression nicht empfohlen

Aufgrund der derzeitigen Studienlage lässt sich keine Empfehlung für Atomoxetin zur Behandlung einer komorbiden Depression aussprechen (Birmaher, Brent & AACAP Practice Parameter for the assessment and treatment of children and adolescents with depressive disorders, 2007; Bangs et al., 2007). Möglicherweise könnte Atomoxetin aber die bei ADHS auftretenden Stimmungsschwankungen, die mit einer erhöhten Depressivität einhergehen, sowie die allgemeine Lebenszufriedenheit und das Wohlbefinden der Patienten verbessern (Prasad et al., 2007).

Nur bei jenen Kindern und Jugendlichen mit gestörter Affektregulation/SMD, bei denen eine ausgeprägte und klinisch im Vordergrund stehende

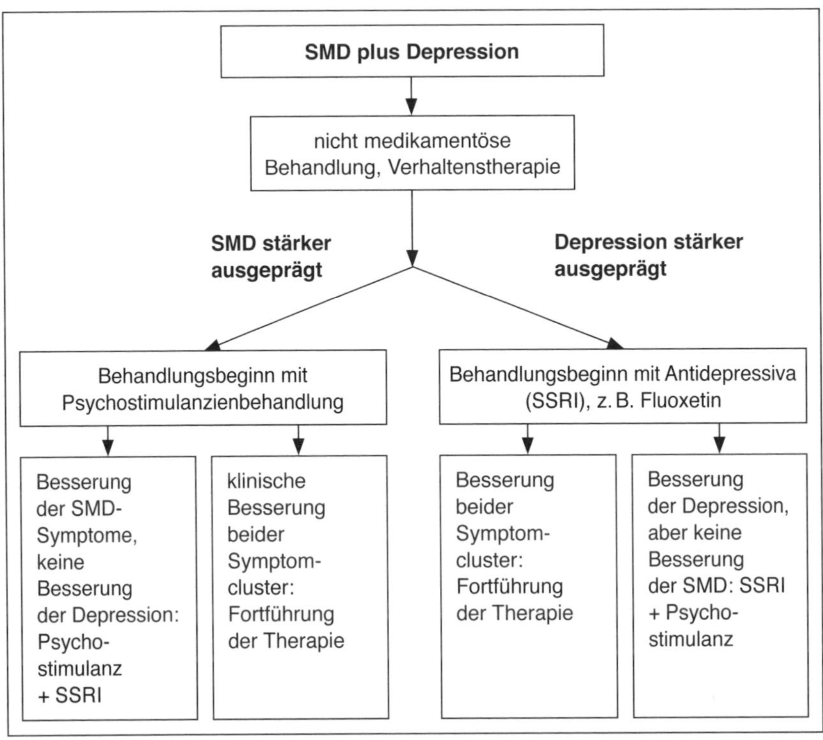

Abbildung 3: Medikamentöse Behandlung depressiver Symptome im Rahmen einer Störung der Affektregulation/SMD (modifiziert nach Frölich et al., 2010)

schwere Depression besteht, sollte von Beginn an die Behandlung mit einem selektiven Serotonin-Wiederaufnahmehemmer (SSRI; Fluoxetin, zugelassen ab 8 Jahren; alternativ Escitalopram, Citalopram oder Sertralin), immer in Kombination mit Psychotherapie, erwogen werden. Vor Behandlungsbeginn und im Verlauf sind verschiedene Kontrolluntersuchungen angezeigt (vgl. Tabelle 27).

Mögliche Suizidalität beachten

Insbesondere in den ersten Behandlungswochen und bei Dosissteigerungen ist neben anderen unerwünschten Wirkungen auf das Auftreten dranghafter suizidaler Gedanken, Unruhe, erhöhte Reizbarkeit, Aggressivität, Angstzustände und Schlaflosigkeit zu achten. Frühestens nach vier Wochen kann der Therapieerfolg eingeschätzt werden.

Detaillierte, evidenzbasierte Leitlinien zur Behandlung depressiver Störungen wurden von den deutschen Fachgesellschaften für Kinder- und Jugendpsychiatrie (DGKJP) entwickelt und sind frei verfügbar (DGKJP et al., 2013).

Trotz Hinweisen, dass Johanniskraut von gewissem Nutzen bei Erwachsenen mit leichter bis mittelgradiger Depression sein könnte, kann dies nicht für Kinder oder Jugendliche angenommen werden. Hierfür gibt es

Tabelle 27: Sinnvolle Kontrolluntersuchungen bei der Therapie mit selektiven Serotonin-Wiederaufnahmehemmern (SSRI)

Parameter	vor Therapie	Monat						viertel-jährlich	halb-jährlich
		1	2	3	4	5	6		
Blutbild	x	x					x		X
Transaminasen	x	x					x		X
Harnstoff/Kreatinin	x	x					x		X
Gewicht	x	x		x			x	x	
RR/Puls	x	x		x			x	x	
EKG	x	x					x		
EEG	x								
Natrium	x	x							

Anmerkungen: Häufigere Kontrollen sind nötig, wenn ein untersuchter Parameter pathologisch ausfällt oder klinische Symptome auftreten, die einer Abklärung bedürfen.

Johanniskraut für Kinder und Jugendliche nicht geeignet

keine Studien, aufgrund derer eine klinische Entscheidung für Johanniskraut getroffen werden könnte. Außerdem zeigt Johanniskraut ausgeprägte Wechselwirkungen mit einer Vielzahl anderer Medikamente, einschließlich oraler Kontrazeptiva („Pille“) und kann zu deren Wirkverlust führen. Daher sollte Johanniskraut nicht zur Behandlung von Depression bei Kindern und Jugendlichen verschrieben werden.

Auch bei Remission medikamentöse Behandlung fortsetzen

Nach einer Remission der Depression (mindestens zwei symptomfreie Monate) sollte die medikamentöse Behandlung noch für mindestens ein halbes Jahr fortgesetzt werden. Die Dauer der weiterführenden Therapie ist abhängig vom Schweregrad der depressiven Episode, Residualsymptomen, einer Anamnese mit mehreren depressiven Episoden, der Entscheidung von Patient und Familie sowie dem Spektrum unerwünschter Wirkungen. Bei Reduktion der antidepressiven Medikation sollte die Dosis sehr langsam ausgeschlichen werden, bei guter Verträglichkeit idealerweise über mehrere Monate. Während und nach dem Absetzen müssen die Patienten und ihre Familien angeleitet werden, das Wiederauftreten von depressiven Symptomen zu erkennen. Sofern dies eintritt, sollte das zu Beginn wirksame Medikament erneut in einer zuvor wirksamen Dosierung verabreicht werden.

Sektion 3: Behandlung von Schlafstörungen

Vor dem Einsatz von Medikamenten zur Behandlung von Schlafstörungen sollten in jedem Fall Versuche unternommen werden, die Tagesstruktur und die Schlafhygiene zu verbessern (Leitlinie 11, Sektion 3). Zudem ist eine ganze Reihe von „Hausmitteln“ hilfreich für ein verbessertes Einschlafen, z. B.

- Wärmflaschen oder Bettsocken für die Füße (warme Füße sind eine wichtige physiologische Voraussetzung für das Einschlafen),
- heiße Milch mit Honig,
- beruhigende Tees, z. B. mit Hopfen oder Melisse,
- Baldrian (Kapseln).

Hausmittel zur Verbesserung des Einschlafens

Abgeraten wird vom Einsatz von Johanniskraut, zum einen da die Wirksamkeit bei Kindern und Jugendlichen nicht belegt ist, zum anderen auch wegen der vielen, kaum abzuschätzenden Wechselwirkungen.

Melatonin. Melatonin ist in Deutschland zwar nur für die Therapie der primären Insomnie ab 55 Jahren zugelassen (als Retard-Präparat Circadin®), es bestehen aber viele praktische Erfahrungen in der Behandlung von Kindern und Jugendlichen. Melatonin fungiert als Zeitgeber für das zirkadiane System. Da Licht die Melatoninproduktion unterdrückt, sollte auf das Einschalten von hellem Licht nachts nach Möglichkeit verzichtet werden. Melatonin kann insbesondere bei Verschiebungen des Tag-Nacht-Rhythmus und dem sog. verzögerten Schlafphasensyndrom (Delayed Sleep-Phase Syndrome, DSPS) hilfreich sein.

Melatonin verkürzt die Einschlafdauer

Empfohlen wird die Gabe von 2 bis 5 mg (ca. 0.15 mg/kg Körpergewicht) etwa 1 bis 2 Stunden vor dem gewünschten Einschlafzeitpunkt (bzw. 3 bis 5 Stunden vor dem physiologischen Beginn der Melatoninausschüttung (Dim light melatonin onset, DLMO; Bruni et al., 2015; siehe hierzu auch die Leitlinie 12 zur Lichttherapie). Da es sich bei Melatonin um eine rhythmisierende Substanz handelt, sollte der Einnahmezeitpunkt möglichst nicht von Tag zu Tag variieren.

Bei schweren oder therapieresistenten chronischen Schlafstörungen kann für kurze Zeit der Einsatz von sedierenden Antidepressiva (insbesondere Mirtazapin/Remergil®) oder Neuroleptika (z. B. Chlorprothixen/Truxal® oder niedrig dosiert Quetiapin) angezeigt sein. Kinder können allerdings schon bei niedrigen Dosierungen der Neuroleptika Störungen des Bewegungsablaufes (extrapyramidal-motorische Störungen) entwickeln. Der Einsatz von Benzodiazepinen sollte wegen des hohen Abhängigkeitsrisikos nur im Rahmen stationärer Aufenthalte erfolgen.

2.2.6 Lichttherapie

L12 | Leitlinie 12: Lichttherapie

- Morgendliche Lichttherapie mit speziellen Lampen kann bei depressiven Verstimmungen und Verschiebungen des Tag-Nacht Rhythmus als ergänzende Therapieoption eingesetzt werden.

– Wesentlich für die Wirksamkeit sind die ausreichende Lichtintensität (10.000 Lux), die Dauer der Behandlung (ca. 30 Minuten täglich für 2 bis 4 Wochen) und die Wahl des richtigen morgendlichen Zeitpunkts (Kopplung an den individuellen Melatoninhaushalt; 7,5 bis 9,5 Stunden nach dem Beginn der nächtlichen Melatoninausschüttung, der näherungsweise über einen Fragebogen bestimmt werden kann).

Lichttherapie als nebenwirkungsarme Alternative

Viele Patienten mit SMD zeigen ausgeprägte Schlafstörungen und Verschiebungen des Schlaf-Wach-Rhythmus. Sonnenlicht am Vormittag gilt als „Zeitgeber", um über seine Wirkung auf den Melatoninstoffwechsel den abendlichen Schlaf anzustoßen und zu einer Re-Synchronisierung zirkadianen Rhythmus zu führen.

Morgendliche Lichttherapie mit speziellen Lampen kann nicht nur bei der Winterdepression, sondern auch bei nichtsaisonaler Depression und Verschiebungen des Tag-Nacht-Rhythmus als ergänzende Therapieoption eingesetzt werden. Wesentliche Voraussetzungen für die Wirksamkeit der Lichttherapie sind die ausreichende Lichtintensität, die Dauer der Behandlung und die Wahl des richtigen morgendlichen Zeitpunkts.

Lichtintensität. Die eingesetzten Lichttherapie-Geräte sollten eine Leuchtkraft von 10.000 Lux auf der Netzhaut erreichen, und zwar auch bei einem Abstand von mindestens 40 bis 50 cm vom Gerät, sodass man parallel zur Behandlung z. B. noch lesen oder sich anderweitig beschäftigen kann. Geräte mit geringerer Leuchtkraft machen eine längere Bestrahlungszeit notwendig, die schwieriger mit dem Alltag zu vereinbaren ist und die Therapietreue ungünstig beeinflussen kann. Während der Behandlung sollten die Augen geöffnet sein und der Patient sollte ab und zu (aber nicht ununterbrochen) in das Licht schauen.

Dauer der Behandlung. Die tägliche Behandlungsdauer sollte ca. 30 Minuten umfassen; insgesamt sollte die Therapie über mindestens 2 Wochen erfolgen, idealerweise eher bis zu einem Monat.

Wahl des richtigen morgendlichen Zeitpunkts. Die Lichttherapie bedarf einer Kopplung an den individuellen Melatoninhaushalt. Entscheidend ist, dass die Behandlung ca. 7,5 bis 9,5 Stunden nach dem Beginn der nächtlichen Melatoninausschüttung (Dim light melatonin onset, DLMO) erfolgt. Der DLMO, der von Mensch zu Mensch abhängig von seinem Chronotyp schwankt, kann näherungsweise über einen Fragebogen zur Morgen- und Abendaktivität bestimmt werden (Morningness-Eveningness Questionnaire, MEQ; Horne & Ostberg, 1976; deutsche Version frei verfügbar unter www.cet.org/wp-content/uploads/2014/11/MEQ-SA-DE.pdf). Ein niedriger Gesamtwert deutet auf einen Abendtyp hin, ein hoher Wert auf einen Morgentyp. Abhängig vom Gesamtwert des MEQ wird dann die Uhrzeit für den Beginn der Lichttherapie festgelegt (vgl. Tabelle 28), von der nicht mehr als eine Stunde nach vorn oder hinten abgewichen werden sollte, da außerhalb dieses Zeitfensters die Wirksamkeit stark abnimmt.

Tabelle 28: Wirksamste Tageszeit für die Lichttherapie in Abhängigkeit vom individuellen Chronotyp (nach Terman & Terman, 2005)

Gesamtwert des Morningness-Eveningness Questionnaire (MEQ)	Uhrzeit für den Beginn der Lichttherapie
16–18	08:45
19–22	08:30
23–26	08:15
27–30	08:00
31–34	07:45
35–38	07:30
39–41	07:15
42–45	07:00
46–49	06:45
50–53	06:30
54–57	06:15
58–61	00.00
62–65	05:45
66–68	05:30

Hilfreiche Materialien:

- Zahlreiche Informationen rund um das Thema Chronotherapie sowie wissenschaftliche Artikel und Fragebögen, auch in deutscher Sprache, stellt das Center for Environmental Therapeutics, eine unabhängige Non-profit-Organisation, auf seiner Homepage zur Verfügung (www.cet.org).

3 Verfahren zur Diagnostik und Therapie

Die Kernsymptomatik der affektiven Dysregulation umfasst unangemessen heftige Wutausbrüche und eine chronische Reizbarkeit, die zwischen den Wutausbrüchen besteht, teilweise durchsetzt mit trauriger Stimmung. Zudem berichten die Betroffenen von Symptomen chronischer Übererregung. Die Symptomatik ist entsprechend breit gefächert und es bedarf aufgrund der Symptomüberschneidungen zum Bereich der affektiven Störungen, der oppositionellen Verhaltensauffälligkeiten und der Aufmerksamkeits-/Hyperaktivitätsstörung einer sorgfältigen Diagnostik. Diese sollte zum einen die störungsspezifische Erfassung und dimensionale Ausprägung der Kernsymptomatik und möglicher assoziierter Problembereiche beinhalten. Zum anderen ist es für die Therapieplanung notwendig, begleitende Störungen zu erfassen bzw. andere Störungen abzugrenzen, die die Symptomatik besser erklären.

Im Folgenden werden die Verfahren vorgestellt, die zur Erfassung der Ausprägung der Kernsymptome und zur differenzialdiagnostischen Abgrenzung geeignet sind sowie Behandlungsansätze zur Behandlung von SMD und zur Reduzierung von aggressivem Verhalten (vgl. Tabelle 29).

Tabelle 29: Verfahren zur Diagnostik und Therapie von Störungen der Affektregulation

Verfahren zur Diagnostik	– K-SADS-Modul für Severe Mood Dysregulation – Affective Reactivity Index (ARI) zur Erfassung chronischer Reizbarkeit – CBCL-Dysregulations-Profil zur Erfassung affectiver Dysregulation – CDRS-R, DIKJ und BDI-II zur Erfassung depressiver Symptome – SI-KJ sowie SF-A/R und SF-B/R zur Erfassung von Schlafstörungen – FEEL-KJ zur Erfassung der Emotionsregulation – JTCI zur Erfassung von Temperamentsbereichen – Skala zur globalen Beurteilung des psychosozialen Funktionsniveaus – KIDSCREEN zur Erfassung der gesundheitsbezogenen Lebensqualität
Verfahren zur Therapie	– Treatment for ADHD and Impaired Mood (AIM) – Therapieprogramm für Kinder mit aggressivem Verhalten (THAV) – Soziales computerunterstütztes Training für Kinder mit aggressivem Verhalten (ScouT) – Verhaltenstherapeutische Intensivtraining zur Reduktion von Aggression (VIA) – Baghira-Training für Kinder mit oppositionellem und aggressivem Verhalten

3.1 Klinisches Interview: K-SADS-Modul für Severe Mood Dysregulation

Tabelle 30: Kurzbeschreibung SMD-Modul des K-SADS (Severe Mood Dysregulations-Modul des Diagnostischen Interview Kiddie-SADS-Present and Lifetime Version)

Beurteiler	Klinisches Interview
Spezifität	Severe Mood Dysregulation
Altersbereich	6 bis 18 Jahre
Quelle	Leibenluft et al. (2003); Legenbauer et al. (2015)

Da der Symptomkomplex der affektiven Dysregulation gemäß ICD-10 nicht als eigenständige Diagnose klassifiziert wird, empfiehlt sich zur spezifischen Erfassung die Durchführung eines Interviews, das sich an den Kriterien für Severe Mood Dysregulation (SMD) von Leibenluft et al. (2003) (vgl. Kapitel 1.2) orientiert. Hierfür steht das SMD-Modul des K-SADS (Leibenluft et al., 2003; deutsche Version Legenbauer, Ball & Holtmann, 2015) zur Verfügung.

Das SMD-Modul erfragt das Vorhandensein und den Schweregrad von acht Symptomen. Die Fragen zu sieben Symptomen (Reizbarkeit, Schlaflosigkeit, Agitiertheit, Ablenkbarkeit, Gedankenrasen, Rededrang, Aufdringlichkeit) sind mit geringfügigen Änderungen angelehnt an Items aus den klassischen K-SADS-Modulen zu Manie, Depression und ADHS. Das achte SMD-Kriterium („Deutlich übersteigerte Reaktivität auf emotionale Reize"), das nicht im ursprünglichen K-SADS enthalten ist, wurde unter Verwendung des gleichen Frage- und Antwortformats neu erstellt. Die Symptomatik wird analog der herkömmlichen Module in „nicht vorhanden", „unterschwellig" oder „voll ausgeprägt" eingestuft. Die Vergabe der Diagnose erfolgt, wenn Stimmungssymptome (Wut, Trauer und/oder Reizbarkeit) an den meisten Tagen vorhanden und schwerwiegend genug sind, mindestens drei Symptome chronischen Hyperarousals vorhanden sind und eine deutlich übersteigerte Reaktivität auf emotionale Reize berichtet wird. Die Symptome müssen aktuell vorliegen, seit 12 Monaten und ohne Unterbrechung von mehr als 2 Monaten bestehen.

Die psychometrische Güte des SMD-Moduls wurde u. a. durch die Fähigkeit erhoben, SMD von klassischen bipolaren Störungen und anderen K-SADS-Diagnosen abzugrenzen (Rich et al., 2008).

3.2 Chronische Reizbarkeit: Affective Reactivity Index

Tabelle 31: Kurzbeschreibung ARI (Affective Reactivity Index)

Beurteiler	Selbst- und Fremdbeurteilungsbogen (ARI-Self und ARI-Parent)
Spezifität	Chronische Reizbarkeit
Altersbereich	5 bis 18 Jahre
Quelle	Stringaris et al. (2012)
Bezug	Siehe M01 und M02 im Kapitel 4

Der Affective Reactivity Index liegt als Selbst- und Fremdbeurteilungsbogen vor und besteht aus jeweils sieben Items. Davon fragen sechs Items nach Verhaltensweisen, die mit chronischer Reizbarkeit einhergehen (bspw. „Ich lasse mich leicht von anderen ärgern" oder „Ich bin meistens wütend") und innerhalb der letzten 6 Monate aufgetreten sind. Ein weiteres Item erfasst den Beeinträchtigungsgrad, welcher mit dem chronisch reizbaren Verhalten einhergeht. Der Gesamtwert berechnet sich aus den ersten sechs Items. Die Validierungsstudie der englischen Originalfassung weist sehr gute Gütekriterien aus. Der ARI trennt zuverlässig zwischen Patienten mit SMD und Gesunden als auch klinischen Kontrollen, wobei das Ausmaß an Reizbarkeit das Ausmaß emotionaler Probleme und Verhaltensprobleme, erfasst mit dem SDQ, vorhersagt (Stringaris et al., 2012).

3.3 Affektive Dysregulation: CBCL-Dysregulations-Profil

Tabelle 32: Kurzbeschreibung CBCL-DP (Dysregulations-Profil der Child Behavior Checklist)

Beurteiler	Fremdbeurteilung
Spezifität	Störungsspezifisch – Ausmaß affektiver Dysregulation
Altersbereich	4 bis 18 Jahre
Quelle	Döpfner et al. (2014)
Bezug	Testzentrale Göttingen

Zur Erfassung des Ausmaßes affektiver Dysregulation steht das Dysregulations-Profil der Child Behavior Checklist (CBCL-DP) als Selbst- und Fremdbeurteilungsverfahren zur Verfügung, das allerdings nicht ganz deckungsgleich mit der Disruptiven Affektregulationsstörung ist (Holtmann et al., 2011). Verfügbar sind der Elternfragebogen über das Verhalten von Kindern und Jugendlichen (CBCL/6–18R), der Lehrerfragebogen über das Verhalten von Kindern und Jugendlichen (TRF/6–18R) und der Fragebogen für Jugendliche (YSR/11–18R) (Döpfner et al., 2014).

Kinder und Jugendliche, die das CBCL-Dysregulations-Profil erfüllen, weisen klinisch relevante Werte auf den Syndromskalen „Ängstlich/depressiv", „Aufmerksamkeitsprobleme" und „Aggressives Verhalten" auf (Holtmann et al., 2008), wobei die T-Werte auf allen drei Skalen mindestens zwei Standardabweichungen über dem Populationsmittelwert liegen sollten (d. h. auf jeder Skala über T = 70). Alternativ sollte der Summenscore über 210 liegen (Biederman et al., 2008; Biedermann et al., 2012; Holtmann et al., 2011).

Der Fragebogen zu aggressivem Verhalten von Kindern (FAVK; Görtz-Dorten et al., 2010) erfasst im Elternurteil und im Selbsturteil unter anderem Störungen der Impulskontrolle. Hilfreich sind hierzu auch die Selbst- und Fremdbeurteilungsbögen für Störungen des Sozialverhaltens (SBB-SSV, FBB-SSV) aus dem DISYPS-III von Döpfner und Görtz-Dorten (2016). Für Jugendliche eignet sich zudem der Kurzfragebogen zur Erfassung von Aggressivitätsfaktoren (K-FAF; Heubrock & Petermann, 2008).

3.4 Depressive Symptome

Die deutsche Version der Children's Depression Rating Scale – revised (CDRS-R) für den Altersbereich 6 bis 17 Jahre (Keller, Grieb, Kölch & Spröber, 2012) ist ein semistrukturiertes Interview zur Diagnostik und Messung des Schweregrades einer depressiven Störung. Insgesamt 14 Bereiche einer depressiven Störung werden hierbei durch die Selbstaussagen des Kindes/Jugendlichen bzw. Fremdbeurteilungen von Bezugspersonen erhoben. Darüber hinaus werden drei Bereiche nonverbalen Verhaltens durch den Diagnostiker beurteilt. Für die Durchführung des Interviews werden 30 bis 45 Minuten benötigt.

Tabelle 33: Kurzbeschreibung CDRS-R (Children's Depression Rating Scale – revised)

Beurteiler	Semistrukturiertes Interview
Spezifität	Diagnostik und Schweregradmessung von Depressionen
Altersbereich	6 bis 17 Jahre
Quelle	Keller et al. (2012)
Bezug	Testzentrale Göttingen

Zur Beurteilung einer depressiven Störung durch den Kliniker eignet sich auch die Diagnose-Checkliste für Depressive Störungen (DCL-DES) aus dem DISYPS-III von Döpfner und Görtz-Dorten (2016).

Zur Selbstbeurteilung einer depressiven Symptomatik liegt eine Reihe an Instrumenten vor, die in der Regel ab dem Schulalter eingesetzt werden können.

Für den Altersbereich 8 bis 16 Jahren kann beispielsweise das Depressionsinventar für Kinder und Jugendliche (DIKJ) von Stiensmeier-Pelster, Braune-Krickau, Schürmann und Duda (2014) eingesetzt werden. Es erfasst alle wesentlichen Symptome einer depressiven Störung sowie typische Begleiterscheinungen und Folgen. Das DIKJ ist sensibel für Veränderungen im Schweregrad der depressiven Symptomatik.

Tabelle 34: Kurzbeschreibung DIKJ (Depressionsinventar für Kinder und Jugendliche)

Beurteiler	Selbstbewertung (Einzel- oder Gruppentest)
Spezifität	Schweregrad depressiver Symptomatik
Altersbereich	8 bis 16 Jahre
Quelle	Stiensmeier-Pelster et al. (2014)
Bezug	Testzentrale Göttingen

Für Jugendliche ab 13 Jahren findet häufig das Becks-Depressionsinventar (BDI-II) von Hautzinger, Keller und Kühner (2006) Verwendung. Das BDI-II stellt ein Instrument zur Beurteilung der Schwere der Depression bei psychiatrisch diagnostizierten Jugendlichen ab 13 Jahren und Erwachsenen dar und kann als Einzel- oder Gruppentest durchgeführt werden.

Tabelle 35: Kurzbeschreibung BDI-II (Becks-Depressionsinventar)

Beurteiler	Selbstbewertung (Einzel- oder Gruppentest)
Spezifität	Schweregrad depressiver Symptomatik
Altersbereich	Ab 13 Jahren
Quelle	Hautzinger et al. (2006)
Bezug	Testzentrale Göttingen

Zur Beurteilung einer depressiven Störung eignen sich auch die Selbst- und Fremdbeurteilungsbögen für Depressive Störungen (SBB-DES, FBB-DES) aus dem DISYPS-III von Döpfner und Görtz-Dorten (2016).

Weitere Verfahren zur Diagnostik depressiver Symptome sind im Leitfaden-Band „Depression“ (Ihle et al., 2012) dargestellt.

Bei Verdacht auf eine bipolare Symptomatik kann ab 15 Jahren die Manie-Selbstbeurteilungsskala (MSS) von Krüger, Bräunig und Shugar (1997) eingesetzt werden.

3.5 Schlafstörungen

Eine orientierende Möglichkeit, Schlafstörungen bei Kindern und Jugendlichen mit affektiver Dysregulation zu erfassen, besteht über die Auswertung einzelner Items aus der CBCL (Döpfner et al., 2014). Die folgenden Items fragen nach Auffälligkeiten im Zusammenhang mit dem Schlaf: „Schläft weniger als die meisten Gleichaltrigen.“ „Schläft tagsüber und/oder nachts mehr als die meisten Gleichaltrigen.“ „Redet oder wandelt im Schlaf.“ „Hat Schwierigkeiten mit dem Schlafen.“ „Nässt im Schlaf ein.“

Tabelle 36: Kurzbeschreibung SI-KJ (Schlafinventar für Kinder und Jugendliche)

Beurteiler	Selbst- und Fremdbeurteilung; Interview
Spezifität	Störungsspezifisch: Schlafstörungen und belastende Schlafbedingungen
Altersbereich	5 bis 18 Jahre
Quelle	Lehmkuhl et al. (2015)
Bezug	Testzentrale Göttingen

Eine differenzierte Erfassung von Schlafstörungen hat das Schlafinventar für Kinder und Jugendliche (SI-KJ) zum Ziel (Lehmkuhl et al., 2015). Die vier Instrumente des SI-KJ umfassen unterschiedliche Altersbereiche, insgesamt wird der Altersbereich von 5 bis 18 Jahren abgedeckt. Das SI-KJ beinhaltet vier verschiedene Instrumente zur Diagnostik von Schlafproblemen und Schlafstörungen bei Kindern und Jugendlichen. Zwei Fragebögen dienen der orientierenden Diagnostik aus Selbstsicht (Fragebogen für Kinder und Jugendliche) und Fremdsicht (Elternfragebogen). Es handelt sich um Screening-Instrumente, aus denen sich erste Hinweise für das Vorliegen von Schlafstörungen sowie von belastenden Schlafbedingungen ableiten lassen. In beiden Fragebögen werden neben der Hauptskala „Schlaf- und Tagesverhalten" die Subskalen „Ein- und Durchschlafprobleme", „Vegetative Symptome" sowie „Tagesbefindlichkeit" gebildet. Der Elternfragebogen enthält zudem die Subskala „Nächtliche Ereignisse". Zusätzlich werden in beiden Fragebögen verschiedene Merkmale der Schlafhygiene und Schlafumgebung sowie körperliche Faktoren erfasst. Zwei strukturierte Interviews dienen der differenzierten Erfassung von Schlafstörungen und der Differenzialdiagnostik aus Selbstsicht (Interview für Kinder und Jugendliche) und Fremdsicht (Elterninterview). Die Interviews gestatten eine Überprüfung der Diagnosekriterien nach ICD-10 und ICSD für insgesamt zehn Schlafstörungen. In beiden Interview-Versionen ist eine Überprüfung folgender Schlafstörungen möglich: (1) Insomnie, (2) Hypersomnie, (3) Störung des Schlaf-Wach-Rhythmus, (4) Alpträume, (5) Restless-Legs-Syndrom, (6) Narkolepsie. Nur im Elterninterview können zusätzlich die folgenden Diagnosen geprüft werden: (1) Pavor nocturnus, (2) Schlafwandeln, (3) Obstruktives Schlafapnoe-Syndrom, (4) Zentrales Schlafapnoe-Syndrom.

Tabelle 37: Kurzbeschreibung SF-A/R und SF-B/R (Schlaffragebogen A und B)

Beurteiler	Selbstbeurteilung
Spezifität	Störungsspezifisch: Schlafstörungen
Altersbereich	ab 16 Jahre
Quelle	Görtelmeyer (2011)
Bezug	Testzentrale Göttingen

Für Jugendliche (ab 16 Jahren) eignen sich die Schlaffragebögen von Görtelmeyer (2011), die verschiedene Schlafindizes wie Ein-und Durchschlafstörungen, Vorzeitiges Erwachen, allgemeine Schlafcharakterisierung und Gesamtschlafdauer erfassen. Darüber hinaus werden Schlafqualität, das Gefühl des Erholtseins nach dem Schlaf, psychische Ausgeglichenheit vor dem Schlafenlegen, psychisches Erschöpftsein vor dem Schlafenlegen und psychosomatische Symptome in der Schlafphase erfragt. Der SF-A/R umfasst 25 Fragen und bezieht sich auf die vergangene Nacht. Der SF-B/R umfasst 31 Fragen und bezieht sich auf die zurückliegenden zwei Wochen. Die Fragebögen unterstützen die Diagnostik einer Schlafstörung bzw. den Ausschluss von Schlafschwierigkeiten und können auch zur Erfolgsbewertung von therapeutischen Maßnahmen bzw. von pharmakologischen Effekten auf den Schlaf herangezogen werden.

3.6 Emotionsregulation

Tabelle 38: Kurzbeschreibung FEEL-KJ (Fragebogen zur Erhebung der Emotionsregulation bei Kindern und Jugendlichen)

Beurteiler	Selbstbewertung (Individual- und Gruppentest)
Spezifität	Mehrdimensionale Erfassung von Emotionsregulationsstrategien
Altersbereich	10 bis 19 Jahre
Quelle	Grob und Smolenski (2009)
Bezug	Testzentrale Göttingen

Für Kinder und Jugendliche steht ab dem Alter von 10 Jahren der FEEL-KJ (Fragebogen zur Erhebung der Emotionsregulation bei Kindern und Jugendlichen) von Grob und Smolenski (2009) als Selbstbeurteilungsinstrument zur Verfügung. Mehrdimensional werden Emotionsregulationsstrategien für die Emotionen Angst, Trauer und Wut erhoben. Der FEEL-KJ erfasst dabei einerseits individuelle Ressourcen, die positiv mit dem subjektiven Wohlbefinden eines Kindes korrelieren und als adaptive Emotionsregulationsstrategien gelten. Hierzu zählen: Problemorientiertes Handeln, Vermeidung durch Zerstreuung, Stimmung anheben, Akzeptieren, Vergessen, Umbewerten sowie Kognitives Problemlösen. Zum anderen werden maladaptive Emotionsregulationsstrategien, die als Risikofaktoren für die Entwicklung psychopathologischer Auffälligkeiten einzuschätzen sind, systematisch beschrieben: Aufgeben, Aggressives Verhalten, Vermeidung durch Rückzug, Selbstabwertung sowie Perseveration. Darüber hinaus werden die Fähigkeit, Emotionen auszudrücken und zu kontrollieren, sowie soziale Unterstützung zur Regulation von Emotionen unabhängig von der Art der Emotion erfasst. Das Verfahren ermöglicht sowohl die Erfassung von Risikofaktoren für die Entwicklung psychopathologischer Auffälligkeiten als auch von Ressourcen und ist sehr hilfreich für die Erfassung der im Rahmen einer Psychotherapie zu berücksichtigenden oder zu stärkenden Kompetenzen.

3.7 Temperament

Tabelle 39: Kurzbeschreibung JTCI (Junior Temperament and Character Inventory)

Beurteiler	Eltern oder andere Bezugspersonen (JTCI 3–6 R und das JTCI 7–11 R), Selbstbewertung für Jugendliche (JTCI 12–18 R)
Spezifität	Erfassung der Persönlichkeit von Kindern und Jugendlichen nach dem revidierten Modell von Cloninger (1999)
Altersbereich	3 bis 18 Jahre; die Altersgrenzen zwischen den Testversionen sind überlappend konstruiert und normiert, sodass +/- 2 Jahre Abweichung akzeptabel sind.
Quelle	Goth und Schmeck (2009)
Bezug	Testzentrale Göttingen

Beim Junior Temperament and Character Inventory (JTCI) handelt es sich um eine „Inventarfamilie“ zur Erfassung der Persönlichkeit vom Kindergarten- bis zum Jugendalter (Goth & Schmeck, 2009). Das JTCI erfasst die Persönlichkeit nach dem biosozialen Persönlichkeitskonzept nach Cloninger (1999) und unterscheidet deskriptiv Temperament und Charakter als zwei grundlegende Aspekte von Persönlichkeit. Diese sind in vier Temperaments- und drei Charakterbereichen unterteilt. Der Temperamentsbereich beinhaltet vier Skalen: Neugierverhalten (NV), Schadensvermeidung (SV), Belohnungsabhängigkeit (BA) und Beharrungsvermögen (BV). Die vier Temperamentsskalen beschreiben dabei Unterschiede im emotionalen Reaktionsstil. Charakterausprägungen werden hinsichtlich Selbstlenkungsfähigkeit (SL), Kooperativität (KO) und Selbsttranszendenz (ST) beschrieben, wobei die drei Charakterskalen Unterschiede in zentralen Selbstkonzepten, die Einstellungen, Werte und Ziele umfassen und die Fähigkeit begründen, mit sich und seiner Umwelt zurechtzukommen, beschreiben. Neben einer Selbstberichtsform für Kinder und Jugendliche ab dem 12. Lebensjahr gibt es für jüngere Kinder die Möglichkeit der Fremdbeurteilung durch die Eltern bereits ab dem Alter von 3 Jahren. Neben Hinweisen auf klinisch relevante Auffälligkeiten im Persönlichkeitsprofil erlaubt der JTCI auch die Identifikation von Ressourcen.

3.8 Funktionsniveau

Die Beurteilung des psychosozialen Funktionsniveaus kann anhand der sechsten Achse der ICD-10 mit der Skala zur globalen Beurteilung von Kinder- und Jugendlichen (SGKJ; Remschmidt, Schmidt & Poustka, 2012) vorgenommen werden. Diese erlaubt anhand einer neunstufigen Skala die Einschätzung der psychischen, sozialen und beruflichen/schulischen Leistungsfähigkeit für den Zeitraum der letzten 3 Monate, wobei die beschriebenen Beeinträchtigungen direkt auf das Vorliegen der Symptome der psychiatrischen Störung zurückzuführen sein sollten (vgl. Tabelle 40).

Tabelle 40: Skala zur globalen Beurteilung des psychosozialen Funktionsniveaus von Kindern und Jugendlichen – Stufen der Ausprägung (Remschmidt, Schmidt & Poustka, 2012, Abdruck erfolgt mit Genehmigung des Verlages Hans Huber, Bern)

Stufe	Beschreibung
0	*Herausragende/gute soziale Funktionen:* Herausragende/gute soziale Funktionen in allen sozialen Bereichen. Gute zwischenmenschliche Beziehungen mit Familie, Gleichaltrigen und Erwachsenen außerhalb der Familie; kann sich mit allen üblichen sozialen Situationen effektiv auseinandersetzen und verfügt über ein gutes Spektrum an Freizeitaktivitäten und Interessen.
1	*Mäßige soziale Funktion:* Insgesamt mäßige soziale Funktion, aber mit vorübergehenden oder geringeren Schwierigkeiten in nur ein oder zwei Bereichen (das Funktionsniveau kann – aber muss nicht – in ein oder zwei anderen Bereichen hervorragend sein).
2	*Leichte soziale Beeinträchtigung:* Adäquates Funktionsniveau in den meisten Bereichen, aber leichte Schwierigkeiten in mindestens ein oder zwei Bereichen (wie z. B. Schwierigkeiten mit Freundschaften, gehemmte soziale Aktivitäten/Interessen, Schwierigkeiten mit innerfamiliären Beziehungen, wenig effektive soziale Coping-Mechanismen oder Schwierigkeiten in den Beziehungen zu Erwachsenen außerhalb der Familie).

Tabelle 40: Fortsetzung

Stufe	Beschreibung
3	*Mäßige soziale Beeinträchtigung:* Mäßige Beeinträchtigung in mindestens ein oder zwei Bereichen.
4	*Ernsthafte soziale Beeinträchtigung:* Ernsthafte Beeinträchtigung in mindestens ein oder zwei Bereichen (wie z. B. erheblicher Mangel an Freunden, Unfähigkeit, mit neuen sozialen Situationen zurechtzukommen oder Schulbesuch nicht mehr möglich).
5	*Ernsthafte und durchgängige soziale Beeinträchtigung:* Ernsthafte Beeinträchtigung in den meisten Bereichen.
6	*Funktionsunfähig in den meisten Bereichen:* Benötigt ständige Aufsicht oder Betreuung zur basalen Alltagsbewältigung; ist nicht in der Lage, für sich selbst zu sorgen.
7	*Schwere und durchgängige soziale Beeinträchtigung:* Manchmal unfähig, für eine minimale Körperhygiene zu sorgen, oder braucht zeitweise strenge Beaufsichtigung, um Gefahrensituationen für sich selbst oder andere zu verhüten, oder schwere Beeinträchtigung in allen Bereichen der Kommunikation.
8	*Tiefe und durchgängige soziale Beeinträchtigung:* Ständige Unfähigkeit für die eigene Körperhygiene zu sorgen, oder ständige Gefahr, sich selbst oder andere zu verletzen oder völliges Fehlen von Kommunikation.
9	Nicht zutreffend/nicht einschätzbar.

3.9 Gesundheitsbezogene Lebensqualität

Tabelle 41: Kurzbeschreibung KIDSCREEN

Beurteiler	Selbst- und Fremdbeurteilung
Spezifität	Gesundheitsbezogene Lebensqualität
Altersbereich	8 bis 18 Jahre
Quelle	Ravens-Sieverer et al. (2006)
Bezug	http://www.kidscreen.org/

Die KIDSCREEN-Fragebögen sind eine Familie von Instrumenten zur Erfassung der gesundheitsbezogenen Lebensqualität, die für Kinder und Jugendliche im Alter von 8 bis 18 Jahren unter besonderer Berücksichtigung kindlicher Konzepte von Gesundheit und Wohlbefinden entwickelt und normiert wurden. Sie können zu Screening-, Monitoring- und Evaluationszwecken eingesetzt werden. Drei verschiedene KIDSCREEN-Versionen stehen sowohl als Fragebögen für Kinder und Jugendliche als auch als Elternfragebögen in mehreren Sprachen und für verschiedene Forschungszwecke zur Auswahl:

- KIDSCREEN-52 (Langform) erfasst zehn HRQoL-Dimensionen.
- KIDSCREEN-27 (Kurzform) deckt fünf HRQoL-Dimensionen ab.
- KIDSCREEN-10-Index liefert ein globales HRQoL-Maß.

Die drei Fragebögen messen somit die Lebensqualität aus der Sicht des Kindes unter Berücksichtigung des physischen, mentalen und sozialen Wohlbefindens. T-Werte und Prozentränge stehen, geschichtet nach Alter und Geschlecht, zur Verfügung.

3.10 Treatment for ADHD and Impaired Mood (AIM)

Das Behandlungsprogramm AIM ist als gruppentherapeutischer Ansatz zur Behandlung von Severe Mood Dysregulation (SMD) bei Kindern mit ADHS konzipiert (Waxmonsky et al., 2013). Dies ist das erste Programm, das versucht, sowohl externalisierenden und internalisierenden Symptomen der affektiven Dysregulation gerecht zu werden. Es handelt sich um ein neunwöchiges Gruppentraining (Dauer der Sitzungen: 105 Minuten) für Kinder zwischen sieben und zwölf Jahren und ihre Eltern. Das Programm basiert auf Modulen bereits manualisierter kognitiv-behavioraler Ansätze. In der didaktischen Umsetzung werden unterschiedliche Methoden abwechslungsreich kombiniert (z. B. Videodemonstrationen, Modellvorgaben, Rollenspiele, Übungen, Gruppendiskussionen, Kleingruppenarbeit, Arbeitsblätter, Tagebuchkarten, Verstärkerpläne). Ziele des Elterntrainings sind der Aufbau effektiver und konsistenter Erziehungsstrategien, die Verbesserung der Eltern-Kind-Beziehung und die Reduktion von Kommunikationsproblemen. Eltern- und Kindergruppen laufen parallel (vgl. Tabelle 42).

Tabelle 42: AIM – Treatment of ADHD and impaired mood – Sitzungen und Inhalte (Waxmonsky et al., 2013)

Sitzung	Inhalte Elterngruppe	Inhalte Kindergruppe
1	Einführung – Symptomatik Emotionsregulationsstörungen – Einführung soziale Lerntheorie – Kleingruppenarbeit: Ziele – Individuelle Zielformulierung für sich selbst und die Familie – Übersicht über die Inhalte der Kindergruppe	Einführung – Vorstellung und Aufwärmspiele – „Benenne den Feind“-Übungen, um die Symptome vom Selbst zu unterscheiden – Identifikation eigener Ziele
2	Stärken, positive Aufmerksamkeit – (Kleingruppen) Diskussion über die individuellen Stärken der Kinder – Arbeitsblatt positive Aufmerksamkeit – Videodemonstration ineffektiver Aufmerksamkeit und ineffektiven Lobes – Rollenspiel und Diskussion in Kleingruppen	Emotionserkennung, Förderung positiver Verhaltensweisen – (Gesamtgruppe) Überblick physischer Signale von Emotionen und Einsatz eines „Stimmungsthermometers“ zur Beurteilung der Stimmungsintensität – Übung: Benennung von Emotionen unter Einsatz eines Computerprogramms (DANVAS) – Übung: Beurteilung der Stimmungsintensität anhand von Videofallbeispielen – Interview-Übung (Aufmerksamkeit auf andere richten): Komplimente geben und annehmen

Tabelle 42: Fortsetzung

Sitzung	Inhalte Elterngruppe	Inhalte Kindergruppe
3	Emotionserkennung – (Gesamtgruppe) Aufklärung über die Effektivität von Tagebuchkarten und kontingenter Belohnung – Einführung der Tagebuchkarte für zu Hause und die Schule – Vorangegangene Ereignisse und Anzeichen aufsteigenden Ärgers beim Kind	Ärger I: Wie Ärger aussieht und sich anfühlt – (Gesamtgruppe) Physiologie von Ärger – Übung: Identifikation unterschiedlicher Intensitäten von Ärger – Physische Anstrengung zur Erkennung von Körpersignalen – Identifikation von Reaktionen von Ärger im eigenen Körper
4	Emotionserkennung – Bedeutung von Problemlösung im nicht erregten Zustand – Bedeutung eines Coping-Werkzeugkoffers und Unterstützung des Kindes, um seine Copingstrategien zu erweitern – Copingstrategien für Eltern, Wichtigkeit, auf eigene Emotionen zu achten, bevor das Kind involviert wird – Bedeutung von Hausregeln – (Kleingruppe) Arbeitsblatt Hausregeln	Ärger II: Copingstrategien zur Beruhigung – Videofallbeispiele zur Demonstration eines ruhigen versus erregten Zustands – Tiefes Atmen, progressive Muskelrelaxation und imaginative Übungen in Kombination mit dem Stimmungsthermometer, um Stimmungswechsel einzuschätzen – Einführung eines Coping-Werkzeugkoffers (ebenfalls Hausaufgabe)
5	Umgang mit Problemverhalten – Auswertung: Anwendung von elterlichen und kindlichen Copingstrategien – (Kleingruppen) Videos, Rollenspiele, Diskussion geplantes Ignorieren – (Gesamtgruppe) Diskussion zur Auszeit – Arbeitsblätter: Auszeit, Rollenspiel – Verlaufsbeobachtung	Ärger III: Kontrolle behalten – Demonstration und Bericht zu den Hausaufgaben (Coping-Werkzeugkoffer) – (Gesamtgruppe) Diskussion: Bedeutung von Hänseleien und Umgangsmöglichkeiten damit – Übung zu Hänseleien: Anwendung von Copingstrategien im Rahmen einer strukturierten Hänsel-Übung, positive Verstärkung für die Anwendung angemessener Strategien
6	Auslöser für Ärger/negative Interaktionskreisläufe in der Familie – (Gesamtgruppe) Auswertung Auszeit, Diskussion zu alternativen Strategien – (Gesamtgruppe) Diskussion: Identifikation und Vermittlung von feindseligen Attributionen und Unterstützungsmöglichkeiten bei der Identifikation von Perspektiven und Konsequenzen – Identifikation und Unterbrechung negativer Interaktionskreisläufe in der Familie	Perspektiven und Konsequenzen – (Gesamtgruppe) Diskussion zum Einfluss individueller Sichtweisen auf ein Verhalten (HAB Konzept) – Videofallbeispiele, Identifikation unterschiedlicher Perspektiven, Reaktionen und Konsequenzen – Einführung von Streitprotokollen (einschließlich Übung zur Perspektivenübernahme und Identifikation von Konsequenzen)

Tabelle 42: Fortsetzung

Sitzung	Inhalte Elterngruppe	Inhalte Kindergruppe
7	Verbale und nonverbale Kommunikation – (Kleingruppen) Videos, Rollenspiel, Arbeitsblatt und Diskussion zu effektiven Anweisungen und Instruktionen – (Kleingruppen) Videos, Rollenspiel, Arbeitsblatt und Diskussion zu Ermahnungen und „wenn … dann"-Aussagen – Möglichkeiten konstruktiver Rückmeldungen an das Kind – Ausdruck von Emotionen und begleitende nonverbale Zeichen bei sich und dem Kind	Verbale und nonverbale Kommunikation – (Gesamtgruppe) Diskussion von guten Zuhörstrategien – Übung: Zuhörstrategien (Partner-Kooperation bei Aufbau einer Lego®-Struktur – (Gesamtgruppe) Diskussion von Kommunikationsstrategien unter Beachtung von emotionalen und körperlichen Hinweisen – Rollenspiel: Identifikation von Kommunikationsfehlern und Erarbeitung passenderer Alternativen, Identifikation von Konsequenzen bei Gebrauch erlernter Kommunikationsstrategien
8	Problemlösung – Systematische Ansätze zur Problemlösung in Familien (PASTE System) und Anwendung bei erkennbaren negativen Interaktionskreisläufen in der Familie – (Kleingruppen) Videos, Rollenspiel, Arbeitsblatt und Diskussion zu effektiver Problemlösung – Problemlösung außerhalb der Familie (Schule, Peers etc.) – Priorisierung bei multiplen Problemen	Problemlösung – Gruppendiskussion zu Problemlösestrategien unter Verwendung kognitiver Strategien (Stop-Think-Plan-Check-Model) – Übung: Gemeinschaftsprojekt: Bauen eines Roboters (gemeinsam nachdenken, planen, ausführen)
9	Depression und Selbstwertgefühl – Überblick Verbindung zwischen schweren Störungen der Emotionsregulation und Störungen der Stimmung – Zeichen und Symptome von Depressionen und schweren Störungen der Emotionsregulation bei Jugendlichen – Coping-Strategien für den Umgang mit Depressionen von Eltern und Kindern – Verbesserung von Selbstwertgefühl (Freundschaften und Aktivitäten)	Depression und Selbstwertgefühl – Erkennen von Traurigkeit (DANVAS, Stimmungsthermometer) – Gruppendiskussion: Copingstrategien für den Umgang mit Traurigkeit; Rollenspiel zur wirksamen Anwendung – Gruppendiskussion: Bedeutung von Kompetenzen und Freunden für die Vorbeugung von Depression und einem negativen Selbstbild – Zweierübung: Interviewübung um andere Kinder effektiv einzubeziehen und Freundschaften zu fördern
10	Überblick/Abschluss und Auszeichnung – Überblick: erlernte Strategien – Übung: Anwendung spezifischer Methoden bei spezifischen Problemverhalten – Überblick: Fortschritte zur Zielerreichung – Überblick: gemeindenahe Hilfen – Auszeichnung	Zusammenfassung, Auszeichnung, Belohnung – Rollenspiele zu allgemeinen Stressfaktoren zu Hause und in der Schule unter Anwendung der erlernten Strategien (Emotionserkennung, Selbstberuhigung, Entwicklung, Einführung und Auswertung eines Handlungsplans, Anwendung effektiver Fertigkeiten der Kommunikation)

3.11 Therapieprogramm für Kinder mit aggressivem Verhalten (THAV)

Das modular aufgebaute Therapieprogramm THAV (Görtz-Dorten & Döpfner, 2010) stellt ein umfassendes Paket zur Behandlung von Kindern mit aggressivem Verhalten, besonders gegenüber Gleichaltrigen, dar. Es eignet sich insbesondere für den Einsatz bei Kindern im Alter von 6 bis 12 Jahren. Der Schwerpunkt der patientenzentrierten Interventionen liegt hierbei auf der Schulung der sozial-kognitiven Informationsverarbeitung, der Entwicklung und Stärkung von Impulskontrolle, dem sozialen Problemlöse- und Fertigkeitentraining sowie der Verbesserung sozialer Interaktionen. Der Ansatzpunkt für die patientenzentrierten Interventionen sind die individuellen Situationen, in denen das Kind ein aggressives Verhalten gegenüber Gleichaltrigen zeigt. Darüber hinaus bezieht das Therapieprogramm auch familien- und schulzentrierte Interventionen mit ein. Dazu gehören der Abbau von aggressionsverstärkendem Erziehungsverhalten der Eltern und anderer Bezugspersonen und die Einführung von Belohnung in Bezug auf sozial kompetentes Verhalten des Kindes. In Modul III wird dem Kind geholfen, Ärger auslösende Situationen und Kognitionen zu erkennen und verschiedene Strategien zur Ärgerkontrolle zu entwickeln. Mit den Eltern wird erarbeitet, wie sie selbst eigene Impulse kontrollieren können und wie sie das Kind bei der Durchführung von Therapieaufgaben zur angemessenen Ärgerkontrolle unterstützen können. Effekte auf aggressives Verhalten und auf Ärgerkontrolle konnten in zwei Analysen belegt werden (Görtz-Dorten et al., eingereicht).

3.12 Soziales computerunterstütztes Training für Kinder mit aggressivem Verhalten (ScouT)

Das Soziale computerunterstützte Training für Kinder mit aggressivem Verhalten (ScouT; Görtz-Dorten & Döpfner, 2016) ist ein Problemlöse- und Kompetenztraining, mit dem aggressiv auffällige Kinder neue Lösungen für Gleichaltrigenkonflikte erlernen können. Das Training basiert auf dem Modell der sozialen Informationsverarbeitung, in dem von der Wahrnehmung sozialer Hinweisreize bis hin zu der Verarbeitung von Handlungskonsequenzen zwischen mehreren Phasen differenziert wird und es integriert verschiedene Elemente sozialer Kompetenztrainings, die der Modifikation der störungsaufrechterhaltenden Komponenten aggressiven Verhaltens dienen. Dabei kommen verschiedene Methoden zum Einsatz, beispielsweise Modelldarbietung (anhand von Filmen und durch Rollenspiele des Therapeuten), Rollenspieltechniken und Verhaltensübungen, kognitive Interventionen, Methoden der Verstärkung und Transfertechniken.

ScouT besteht aus einer interaktiven DVD und einem Manual und ist für Kinder im Alter von 6 bis 12 Jahren entwickelt worden, die aggressives Verhalten besonders Gleichaltrigen gegenüber zeigen. Anhand von kindgemäßen und attraktiven Materialien sollen die Kinder schrittweise lernen, Konfliktsituationen mit Gleichaltrigen auf der kognitiven, der emotionalen und der Verhaltensebene kompetent zu bewältigen. Somit stehen die Art und Weise, mit der sich Kinder sozialen Situationen nähern und die kognitiven und emotionalen Prozesse, die ihren Interaktionen vorhergehen und sie begleiten, im Mittelpunkt des Programms. ScouT enthält Filmbeispiele, Arbeitsblätter, Erläuterungen und Bearbeitungsvorschläge für Therapeuten und kann sowohl zur Diagnostik als auch zum Training von sozial-kognitiven Problemlöseprozessen, Prozessen der Emotionsregulation und von sozialen Fertigkeiten eingesetzt werden

3.13 Verhaltenstherapeutisches Intensivtraining zur Reduktion von Aggression (VIA)

Das Verhaltenstherapeutische Intensivtraining zur Reduktion von Aggression (VIA; Grasmann & Stadler, 2009) ist ein in zwei unabhängigen Studien evaluiertes multimodales Programm, das ein Training für Kinder mit aggressiven Verhaltensstörungen im Alter von 8 bis 14 Jahren mit begleitendem Elterntraining umfasst. Berücksichtigt werden sowohl familiäre Risikofaktoren als auch die Persönlichkeit des Kindes. Zudem steht die von aggressiven Kindern häufig erlebte Ausgrenzung von Gleichaltrigen verbunden mit niedrigem Selbstwertgefühl im Fokus der Therapie.

Die Module für die Kinder umfassen z. B. soziales Kompetenztraining, Projektarbeit, einzeltherapeutische Sitzungen, Entspannungsübungen und konkrete Absprachen zu Tageszielen. Hauptziel des Elterntrainings ist die Vermittlung von lerntheoretisch fundierten Kenntnissen über die Entstehung von aufmerksamkeitsgestörtem, impulsivem und aggressivem Verhalten, die Aufrechterhaltung damit verbundener Verhaltens- und Beziehungsprobleme sowie Möglichkeiten der Einflussnahme zur Reduktion entsprechender Schwierigkeiten (vgl. Tabelle 43).

Tabelle 43: Themen und Ziele der neun Elternsitzungen bei VIA (Grasmann & Stadler, 2009)

Thema der Sitzung	Ziele der Sitzung
Ich möchte unsere Situation besser verstehen	Vermittlung von Wissen zu: Ursachen, Symptomen, Verläufen und Behandlungsmöglichkeiten von ADHS und Störungen des Sozialverhaltens.
Wie wird unsere Beziehung besser?	Vermittlung eines Verständnisses dafür, dass positive Verhaltensweisen dann abgebaut und verstärkt werden, wenn regelmäßig Lob, Beachtung und Anerkennung auf erwünschtes Verhalten folgt.
Meine, deine, unsere Zeit	Etablierung von „schönen Zeiten“, in denen Eltern und Kind miteinander und aneinander Spaß haben (1) sowie Vermittlung wesentlicher Aspekte zum Stressmanagement von Eltern (2) zur Vermeidung eines Burn-out.
Komm, lass uns Lösungswege finden	Festlegung verbindlicher Familienregeln als Grundlage für Verlässlichkeit, Sicherheit und Orientierung sowie zur Reduktion von Konflikten aufgrund diskrepanter Erwartungen.

Tabelle 43: Fortsetzung

Thema der Sitzung	Ziele der Sitzung
Ich möchte, dass du tust, was ich dir sage	Abbau von vermeidendem oder verweigerndem Problemverhalten durch die Formulierung angemessener Aufforderungen und deren konsequenter Begleitung.
Das hast du dir verdient	Vermittlung von Informationen zu Punkte- oder Verstärkersystemen für den Aufbau erwünschter Verhaltensweisen.
Dann musst du aus Erfahrung lernen	Abbau von Problemverhalten durch die Etablierung von Konsequenzen, die in einem nachvollziehbaren Zusammenhang mit dem Problemverhalten stehen.
Du machst mich wütend	Vermittlung theoretischen Wissens zu unterschiedlichen Formen von aggressivem Verhalten und die Notwendigkeit eines entsprechend angepassten Umgangs bei Auftreten aggressiver Verhaltensweisen.
Das nehme ich mit	Vergegenwärtigung der erarbeiteten Interventionsmöglichkeiten, die auch in Zukunft zur positiven Beziehungsgestaltung und für den Umgang mit Problemverhalten zur Anwendung kommen können.

3.14 Baghira-Training für Kinder mit oppositionellem und aggressivem Verhalten

Das Baghira-Training für Kinder mit oppositionellem und aggressivem Verhalten von Aebi et al. (2012) zielt darauf ab, Alternativen zum aggressiven Verhalten aufzubauen und sozial kompetente Verhaltensweisen zu fördern. Es richtet sich an Kinder zwischen 8 und 13 Jahren und eignet sich für den ambulanten als auch stationären Einsatz in sozial-pädagogischen, schulischen und kinderpsychiatrischen Einrichtungen. In neun Modulen werden mit den Kindern Strategien zur Wut- und Ärgerkontrolle sowie zur angemessenen Lösung von Konflikten herausgearbeitet und diese in verschiedenen spielerischen Situationen und Rollenspielen vertieft. Dabei wird besonderer Wert auf die Wahrnehmung und das Erkennen von Gefühlen gelegt. Durch ein Belohnungsprogramm und Übungen für zu Hause kann das erwünschte Verhalten im Verlauf des Trainings gefestigt und in den Alltag übertragen werden.

Weitere Programme für die Behandlung expansiver Störungen werden im Leitfaden-Band „Aufmerksamkeitsdefizit-/Hyperaktivitätsstörung“ (Döpfner et al., 2013) und im Leitfaden-Band „Aggressiv-oppositionelles Verhalten im Kindesalter“ (Petermann et al., 2016) erläutert.

4 Materialien

	Übersicht
M01	Affective Reactivity Index (ARI-Self) – Selbstauskunft
M02	Affective Reactivity Index (ARI-Parent) – Eltern-/Fremdbeurteilung
M03	Gefühlsskala
M04	Gefühlsdimensionen
M05	Gefühlszustände
M06	Körpersignale von Emotionen
M07	Triggerliste
M08	Selbstbeobachtungsbogen für Kinder/Jugendliche
M09	Selbstbeobachtungsbogen für Bezugspersonen
M10	Meine Werkzeuge zur Emotionsregulation in belastenden Situationen
M11	Individuelle Zielerreichungsskala
M12	Tagebuchkarte zum Auftreten von Problemverhalten und belastenden Gefühlen

M01 Affective Reactivity Index (ARI-Self) – Selbstauskunft[1]

Name der Teilnehmerin/des Teilnehmers: ______________________________

Alter: _______

Kreuze bitte bei jedem Satz das zutreffende Kästchen an für „stimmt nicht", „stimmt teilweise" oder „stimmt ganz". Wie gut beschreiben die folgenden Sätze dein Verhalten und deine Gefühle in den letzten sechs Monaten im Vergleich mit anderen gleichaltrigen Jugendlichen? Versuche bitte alle Fragen zu beantworten!

	stimmt nicht	stimmt teilweise	stimmt ganz
Ich lasse mich leicht von anderen ärgern.	☐	☐	☐
Ich verliere oft die Beherrschung.	☐	☐	☐
Ich bleibe lange wütend.	☐	☐	☐
Ich bin meistens wütend.	☐	☐	☐
Ich werde häufig wütend.	☐	☐	☐
Ich verliere leicht die Beherrschung.	☐	☐	☐
Insgesamt bekomme ich viele Probleme wegen meiner *Reizbarkeit*.	☐	☐	☐

VIELEN DANK FÜR DEINE UNTERSTÜTZUNG!

1 © Stringaris, A., Goodman, R., Ferdinando, S., Razdan, V., Muhrer, E., Leibenluft, E. und Brotman, M.A. (2012). Dt. Übersetzung: S. Heiler, T. Legenbauer & M. Holtmann (unveröffentl.). Abdruck erfolgt mit Genehmigung der Autoren. Dieser Fragebogen kann von Klinikern für den Gebrauch mit ihren eigenen Patienten reproduziert werden. Für jeden anderen Gebrauch, einschließlich des elektronischen Gebrauchs, ist die schriftliche Einwilligung des Urhebers (argyris.stringaris@nih.gov) erforderlich.

M02 Affective Reactivity Index (ARI-Parent) – Eltern-/Fremdbeurteilung[2]

Name der Teilnehmerin/des Teilnehmers: ______________________________

Alter: ________

Kreuzen Sie bitte bei jedem Satz das zutreffende Kästchen an für „stimmt nicht“, „stimmt teilweise“ oder „stimmt ganz“. Wie gut beschreiben die folgenden Sätze das Verhalten bzw. die Gefühle Ihres Kindes in den *letzten sechs Monaten* im Vergleich mit anderen gleichaltrigen Jugendlichen? Versuchen Sie bitte alle Fragen zu beantworten!

	stimmt nicht	stimmt teilweise	stimmt ganz
Ihr Kind …			
… lässt sich von anderen leicht ärgern.	☐	☐	☐
… verliert oft die Beherrschung.	☐	☐	☐
… bleibt lange wütend.	☐	☐	☐
… ist meistens wütend.	☐	☐	☐
… wird oft wütend.	☐	☐	☐
… verliert leicht die Beherrschung.	☐	☐	☐
Insgesamt bekommt Ihr Kind viele Probleme wegen seiner *Reizbarkeit*.	☐	☐	☐

VIELEN DANK FÜR IHRE UNTERSTÜTZUNG!

2 © Stringaris, A., Goodman, R., Ferdinando, S., Razdan, V., Muhrer, E., Leibenluft, E. und Brotman, M.A. (2012). Dt. Übersetzung: S. Heiler, T. Legenbauer & M. Holtmann (unveröffentl.). Abdruck erfolgt mit Genehmigung der Autoren. Dieser Fragebogen kann von Klinikern für den Gebrauch mit ihren eigenen Patienten reproduziert werden. Für jeden anderen Gebrauch, einschließlich des elektronischen Gebrauchs, ist die schriftliche Einwilligung des Urhebers (argyris.stringaris@nih.gov) erforderlich.

M03 **Gefühlsskala**

Gefühlsskala von: ______________________________

Sortiere: Welche Gefühle führen bei dir zu einem unangenehmen Gefühlsausbruch (z. B. *Wutanfall*, *Traurigkeit*, o. Ä.)?

		Gefühle
Hohe Ausprägung	10	
	9	
	8	
	7	
Mittlere Ausprägung	6	
	5	
	4	
	3	
Niedrige Ausprägung	2	
	1	
	0	

M04	Gefühlsdimensionen[3]	
	zunehmendes Erregungsniveau	**führt zu**
Gleichgültigkeit	Besorgnis, Angst, Panik	Angst
	Unzufriedenheit, Verstimmung, Genervtheit, Ärger, Wut	Ärger
	Abneigung, Feindseligkeit, Hass	Abneigung
	Bedrücktheit, Niedergeschlagenheit, Verzweiflung	Niedergeschlagenheit
	Sympathie, Zustimmung, Zuneigung, Liebe	Zuneigung
	Zufriedenheit, Freude, Glück	Freude
	Verlegenheit, Geniertheit, Scham	Scham
	Bedauern, Enttäuschung, Mitleid, Kummer	Trauer
	➤➤➤➤ zunehmendes Erregungsniveau ➤➤➤➤	⬆

3 in Anlehnung an den Gefühlsstern von Schlarb und Stavemann (2011).

M05	Gefühlszustände
A	abgelehnt • aggressiv • alarmiert • allein • angeekelt • angegriffen • angenehm • angenommen • angespannt • angestrengt • ängstlich • antriebslos • antriebsarm • ärgerlich atemlos • ausgeglichen • ausgelassen • ausgenutzt • ausgeruht • ausgestoßen
B C	bedrängt • bedroht • bedrückt • begeistert • begrenzt • beladen • belastet • belästigt beliebt • belogen • bemitleidenswert • benachteiligt • bereichert • berührt • beschämt beschützt • beschuldigt • beschwingt • besorgt • bestürzt • betäubt • betroffen • betrogen • betrübt • beunruhigt • bevormundet • bewertet • bitter
D	dankbar • degradiert • depressiv • deprimiert • desinteressiert • desorientiert • distanziert • durcheinander • durchschaut • dumm
E	eifersüchtig • eingeengt • einsam • elend • empört • entrüstet • entspannt • enttäuscht erheitert • erhitzt • erleichtert • ermutigt • ermüdet • erregt • erschöpft • erschreckt erschüttert • erstaunt • ertappt
F	fassungslos • faul • feindselig • frei • freudig • freudlos • froh • fröhlich • frustriert fürchterlich
G	geborgen • gedankenlos • gedrängt • geduldig • geehrt • gefangen • gefordert • gehässig • gehemmt • geistesabwesend • geknickt • geladen • gelangweilt • gelassen geliebt • gemobbt • genervt • genial • gequält • gereizt • geschockt • geschützt • gestresst • getrieben • gewürdigt • gezwungen • gleichgültig • glücklich • grantig • grausam • grandios • großartig • gut drauf
H	handlungsunfähig • hart • hasserfüllt • heiter • hilflos • hintergangen • hoffnungslos hoffnungsvoll
I J	ignoriert • im Stich gelassen • in die Enge getrieben • irritiert • instabil • isoliert • jämmerlich
K L	kalt • kläglich • konfus • kräftig • kraftlos • kraftvoll • krank • kühl • kummervoll • labil lädiert • lahm • langweilig • leblos • leer • leistungsstark • liebevoll • lieblos • losgelöst lustig • lustlos
M N	machtvoll • matt • melancholisch • miserabel • missachtet • missmutig • motiviert müde • mutig • mutlos • neidisch • nervös • neugierig • niedergeschlagen • nutzlos
O P Q	ohnmächtig • optimistisch • orientierungslos • panisch • passiv • perfekt • peinlich perplex • pessimistisch • provoziert
R S	rasend • rastlos • ratlos • reich • resigniert • ruhelos • sauer • schamerfüllt • scheu schläfrig • schlecht • schrecklich • schuldig • schutzlos • schwach • sehnsüchtig sicher • skeptisch • sorgenfrei • sorgenvoll • stark • starr • stimmungsvoll • streitlustig
T U	tatkräftig • teilnahmslos • toll • träge • traurig • trostlos • trübsinnig • überfordert • übergangen • überarbeitet • überlastet • überlegen • überrascht • überwältigt • unangenehm • unbeachtet • unbehaglich • unbeliebt • unentschlossen • unerfüllt • ungeduldig ungeliebt • ungemütlich • unglücklich • unsicher • unterdrückt • unterlegen • unverstanden • unwillig • unwohl • unzufrieden
V W	verärgert • verbittert • verflucht • verlegen • verletzlich • verletzt • verliebt • verloren verraten • verschlossen • versorgt • verspannt • verstanden • verstimmt • verstört verurteilt • verzweifelt • vorgeführt • warmherzig • wertvoll • wichtig • widerstrebend widerwillig • wütend
X Y Z	zaghaft • zerrissen • zerstreut • ziellos • zittrig • zögerlich • zornig • zufrieden • zweifelnd

M06 Körpersignale von Emotionen

Welche Signale sendet dir dein Körper vor einem unangenehmen Gefühlsausbruch? Schreibe das Gefühl unter das Männchen und benenne die Signale, die du von dir kennst.

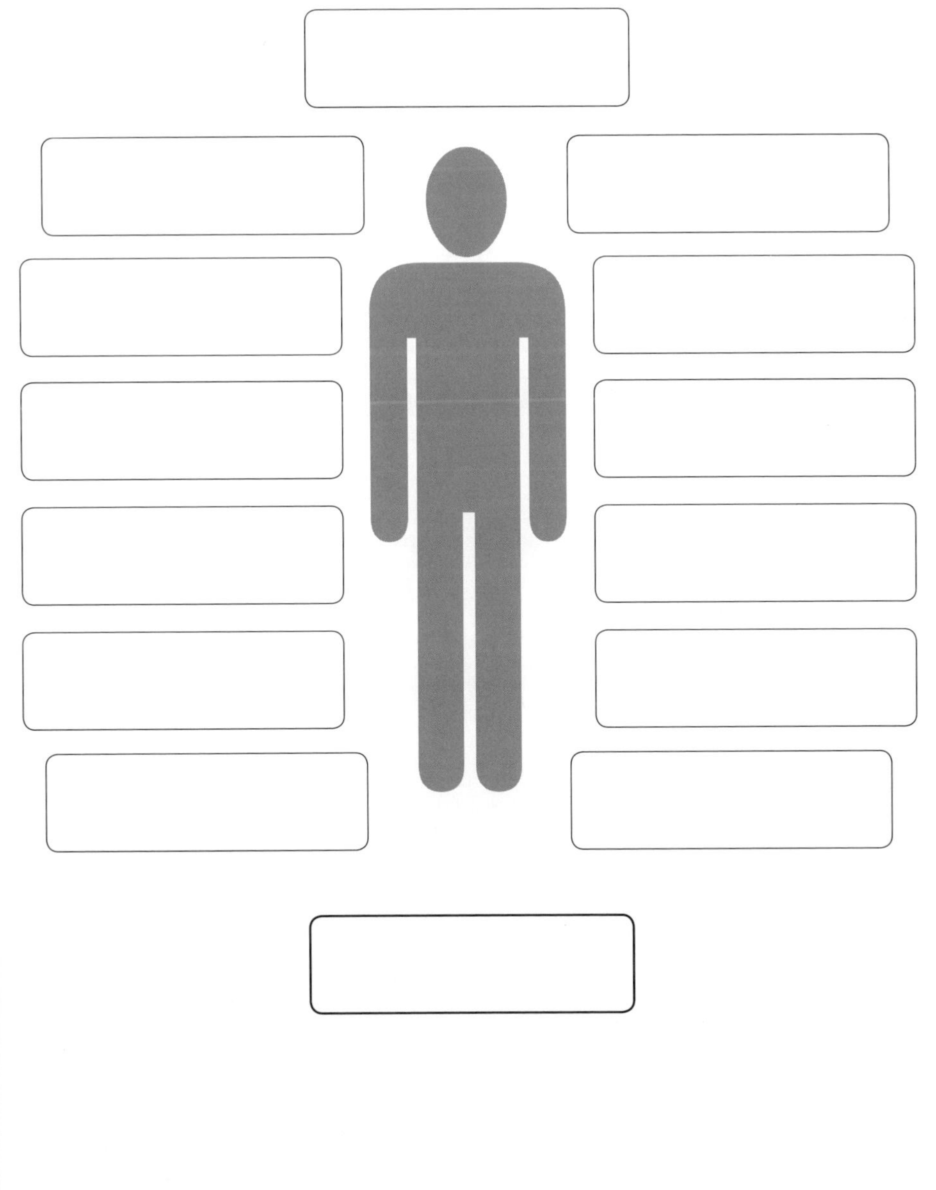

M07 Triggerliste

Triggerliste von: ______________________________

Trigger-Gefühle (intern)

____
____
____
____
____
____
____
____

Trigger-Körpersignale (intern)

____
____
____
____
____
____
____
____

Trigger-Gedanken (intern)

____
____
____
____
____
____
____
____

Trigger-Situationen (extern)

____
____
____
____
____
____
____
____

M08 Selbstbeobachtungsbogen für Kinder/Jugendliche

Selbstbeobachtungsbogen von: ______________________________

A Ausgangssituation	**B** Bewertung/ Gedanken	**C** Konsequenzen a) Gefühle b) Verhalten/Reaktion
Beschreibe die Situation, die dazu geführt hat, dass du einen Gefühlsausbruch bekommen hast.	Was hast du in dem Moment gedacht? Welche Überzeugungen hast du in Bezug auf die Situation?	a) Was hast du in der Situation gefühlt? Wie stark waren die Gefühle?* b) Wie hast du reagiert?
		a) b)

* von 0 = gar nicht stark bis 10 = sehr stark

M09 Selbstbeobachtungsbogen für Bezugspersonen

ausgefüllt von: ______________________________

A Ausgangssituation	**B** Bewertung/ Gedanken	**C** Konsequenzen a) Gefühle b) Verhalten/Reaktion
Beschreiben Sie die Situation, die zum Problemverhalten Ihres Kindes geführt hat.	Was haben Sie in dem Moment gedacht? Welche Überzeugungen haben Sie in Bezug auf die Situation?	a) Was haben Sie in der Situation gefühlt? Wie stark waren die Gefühle?* b) Wie haben Sie reagiert?
✎	✎	a) ✎ b) ✎

* von 0 = gar nicht stark bis 10 = sehr stark

M10 Meine Werkzeuge zur Emotionsregulation in belastenden Situationen

- Ich verändere die Situation und mache das Beste daraus, zum Beispiel:

  ____

  ____

- Ich tue etwas, was mir Spaß macht, zum Beispiel:

  ____

  ____

- Ich denke an etwas, das mich glücklich macht, zum Beispiel:

  ____

  ____

- Ich akzeptiere die Situation, zum Beispiel:

  ____

  ____

- Ich vergesse, was mich belastet hat, zum Beispiel:

  ____

  ____

- Ich denke über eine passende Lösung meines Problems nach, zum Beispiel:

  ____

  ____

- Ich beruhige mich, zum Beispiel:

  ____

  ____

- Ich hinterfrage mein Problem, zum Beispiel:

  ____

  ____

- Ich sage was mich stört, zum Beispiel:

  ____

  ____

- Ich suche Hilfe, zum Beispiel:

  ____

  ____

- Meine eigenen Ideen:

  ____

  ____

M11	Individuelle Zielerreichungsskala	
Individuelle Zielerreichungsskala von … ☐ ☐ ☐ ☐ ☐		
Folgendes Ziel soll erreicht werden (konkrete Formulierung):	100 %	↑
Teilziel 3 (konkrete Formulierung):	75 %	
Teilziel 2 (konkrete Formulierung):	50 %	
Teilziel 1 (konkrete Formulierung):	25 %	
Aktuelles Verhalten (konkrete Formulierung):	0 %	

M12 Tagebuchkarte zum Auftreten von Problemverhalten und belastenden Gefühlen

Tagebuchkarte zum Auftreten von *Problemverhalten und belastenden Gefühlen*

von: ____________________________ Einschätzung für den: ____________ (Datum)

Problemverhalten, z. B.:	sehr häufig	häufig	selten	nie
Gereiztes Verhalten				
Erregtheit (z. B. Ruhelosigkeit)				
Verbale Wutausbrüche				
Körperliche Aggression				

Belastende Gefühle, z. B.:	sehr häufig	häufig	selten	nie
Ärger/Wut				
Traurigkeit				

Tagebuchkarte zum Einsatz von *hilfreichen Strategien*

von: ____________________________ Einschätzung für den: ____________ (Datum)

Strategien, die ich einsetzen will, wenn belastende Gedanken oder Gefühle auftreten:	Habe ich ausprobiert		Hat geholfen		
	ja	nein	☺	😐	☹

Allgemeine Stimmung heute

☐ sehr gut ☐ gut ☐ mittelmäßig ☐ eher schlecht ☐ schlecht

5 Fallbeispiele

5.1 Beispielhafte Verhaltensanalyse: „Anna hat Wut im Bauch“

Am Fallbeispiel der neunjährigen Anna wird eine Verhaltensanalyse eines als problematisch beschriebenen Verhaltens im Zusammenhang mit den auslösenden und aufrechterhaltenden Faktoren dargestellt.

Wie die Mutter des Mädchens berichtet, sind es oft kleine Auslöser (S^{extern}, Bericht des Bruders, mit der Mutter ein Eis gegessen zu haben) die bei Anna, erschwert durch eine persönliche Disposition und ungünstige Bewertungsmuster, die auch zur Aufrechterhaltung des problematischen Verhaltens beitragen (S^{intern}, O), zu einer sehr heftigen und lang andauernden Verhaltensreaktion auf unterschiedlichen Ebenen ($R^{kognitiv}$, $R^{motorisch}$, $R^{vegetativ}$, $R^{affektiv}$) führen kann. Anzunehmen ist, dass das problematische Verhalten maßgeblich durch kurz- und langfristig positive ($C^{+kurzfristig}$, $C^{+langfristig}$) und negative Verstärker ($\not{C}^{-kurzfristig}$) aufrechterhalten wird, da sie zunächst zu einer Entlastung führen. Weiterhin ist davon auszugehen, dass Konsequenzen der direkten ($C^{-kurzfristig}$, $C^{-langfristig}$) oder indirekten Bestrafung ($\not{C}^{+kurzfristig}$, $\not{C}^{+langfristig}$) zu einer Verstärkung eines reduzierten Selbstwirksamkeitserlebens und negativen Selbstwertes beitragen, wodurch das Risiko einer zunehmenden emotionalen Belastung, insbesondere einer internalisierenden Symptomatik erhöht wird.

S^{extern}	Der Bruder berichtet: „Als du beim Turnen warst, war ich mit Mama Eis essen.“
S^{intern}	Erlebte Provokation, Gefühl der Benachteiligung
O	Erhöhte vegetative Erregbarkeit, negativistisches Denken, negative Erwartungshaltung, erhöhte Impulsivität, niedrige Frustrationstoleranz
$R^{kognitiv}$	„Die Mama hat nur den Luka lieb.“ „Ich bekomm nie ein Eis.“
$R^{motorisch}$	Wutanfall (lang andauernd, >45 Minuten): schreien, trampeln, anrempeln von Bruder und Mutter, um sich hauen, Türen schlagen, Tunnelblick (keine Ansprache mehr möglich)
$R^{vegetativ}$	„Wut im Bauch“, Herzrasen, Anspannung, „alles krampft sich zusammen“
$R^{affektiv}$	Wut, Trauer, Verzweiflung
$K^{intermittierend}$	Die unten aufgeführten Konsequenzen erfolgen nach Angaben der Mutter unregelmäßig, da sie manchmal versucht, die täglichen Wutanfälle zu ignorieren oder selbst wütend wird.
$C^{+kurzfristig}$	Aufmerksamkeit der Mutter: *Versuch zu beruhigen:* „Komm mal her mein Schatz. „Morgen bekommst du auch ein Eis.“ *Schimpfen mit Bruder:* „Musste das jetzt sein? Du weißt doch dass Anna schnell wütend wird.“
$\not{C}^{-kurzfristig}$	Spannungsabbau, Gefühl der Benachteiligung nimmt ab
$C^{-kurzfristig}$	Hilflosigkeit im Umgang mit dem Gefühl der Benachteiligung

C̸+kurz-/langfristig	Selbstwirksamkeitserleben, beispielsweise durch die Umsetzung angemessener Problemlösung, bleibt aus; Gefühl, ebenso wie der Bruder geliebt zu werden, bleibt aufgrund der negativistischen Bewertungsmuster aus.
C+langfristig	Die Mutter geht mit Anna ein Eis essen.
C–langfristig	Angespannte Beziehungsmuster zwischen Mutter und Anna sowie Anna und Bruder; Stigmatisierung als „Wutmonster" und „Sensibelchen" in der Familie; Verstärkung eines negativen Selbstbildes, eines Schamgefühls, einer Traurigkeit in Bezug auf das eigene Verhalten

5.2 Beispielhafter Behandlungsverlauf: „Elisa verliert die Kontrolle"

Angaben zur spontan berichteten und erfragten Symptomatik

Elisa kommt in Begleitung ihrer Eltern auf drängende Empfehlung der Schule. Zuvor sei eine Notvorstellung in einer kinder- und jugendpsychiatrischen Ambulanz erfolgt. Anlass hierfür sei ein Wutausbruch mit erheblichem Kontrollverlust gewesen. Als Auslöser benannte Elisa eine Provokation durch einen Mitschüler. Sie sei unmittelbar laut geworden, was umherstehende Mitschüler zum Anlass für schallendes Gelächter genommen hätten. Dies sei für Elisa „zu viel gewesen". Sie habe „sich nicht mehr beherrschen können", geschrien und um sich getreten. Laut Aussage der Lehrer sei Elisa „außer sich" gewesen, habe vollständig die Kontrolle verloren und sich nicht beruhigen lassen. Auch die unmittelbar durch die Schule informierten Eltern hätten Elisa kaum beruhigen können. In der Klinik habe man Elisa aufgrund der immer noch hohen Erregung akut medikamentös behandelt, sie sei jedoch am Abend mit der Empfehlung einer diagnostischen Abklärung und psychotherapeutischen Vorstellung entlassen worden. Zu Hause habe das Mädchen dann verzweifelt geweint, geäußert, sich zu schämen und nicht mehr in die Schule gehen zu wollen.

Bereits zuvor sei aus der Schule ein sehr impulsives und gereiztes Verhalten berichtet worden. Elisa sei schnell „beleidigt" und zeige kaum Frustrationstoleranz. Sie lasse sich in entsprechenden Situationen kaum durch Hinweise, Gesprächs- oder Auszeitangebote steuern und verweigere eine anschließende Klärung. Bei den Mitschülern ecke sie aufgrund des Verhaltens sehr an. Für andere Kinder sei sie schwer einschätzbar. Sie werde von diesen eher gemieden. Elisa mache einen sehr bedrückten und traurigen Eindruck, sei viel alleine, wirke „verloren" und unbeholfen im Kontakt mit anderen. Wenn sie ins Spiel eingebunden werde, sei sie oft übermütig und „über das Ziel hinaus", was ebenfalls auf Ablehnung stoße und „unecht" wirke, weil es in so großer Diskrepanz mit ihrem sonstigen Verhalten stünde.

Zu Hause zeige Elisa nahezu täglich plötzlich auftretendes, verbal und körperlich aggressives Verhalten. Die Auslöser seien oft nichtig und stünden in keinem Verhältnis zu Ausmaß und Dauer der emotionalen Reaktion. Elisa benötige sehr viel Zeit, um sich zu beruhigen, sei oft aufgrund ihres Verhaltens auch verzweifelt und niedergeschlagen. Mehrfach habe sie schon geäußert, nicht mehr leben zu wollen, was die Eltern sehr verunsichere und zu großen Sorgen führe.

Die Eltern benennen den dringenden Wunsch nach einer schnellen Entlastung, da sie befürchten, dass Elisa aufgrund des Verhaltens weniger gute Chancen hinsichtlich der Schullaufbahn haben könnte. Wunsch der Eltern sei es, dass sie nach der Grundschule ein Gymnasium besucht. Hierfür benötige sie jedoch auch im Verhalten eine entsprechend gute Note.

Lebensgeschichtliche Entwicklung und Störungsanamnese

Frühkindliche Entwicklung und Grundschulalter: Die Schwangerschaft sei unauffällig verlaufen, die Geburt zeitgerecht erfolgt. Alle Geburtsparameter hätten im Normbereich gelegen. Die postpartale Adaptation sei unauffällig gewesen. Die Meilensteine der frühkindlichen Entwicklung seien zeitgerecht erreicht worden. Elisa sei schon als Kind ein sehr unruhiges und schreckhaftes Mädchen gewesen, was auf „Knopfdruck" sehr laut habe schreien können. Der Eintritt in den Kindergarten sei im Alter von knapp zwei Jahren erfolgt. Elisa habe lieber alleine gespielt und es nicht gut ertragen, wenn sie von anderen bevormundet worden sei. Sie habe sich oft ungerecht behandelt gefühlt und keinen Anschluss an Gleichaltrige gefunden, sei immer sehr unsicher gewesen und habe sich nicht getraut, auf diese zuzugehen. In Abholsituationen habe sie oft mit körperlicher Abwehr und heftigem Weinen protestiert und lange benötigt, um sich wieder zu regulieren. Entsprechende „Machtkämpfe" seien schon damals anstrengend gewesen. Die Einschulung sei zeitgerecht erfolgt. Aktuell besuche sie die 4. Klasse einer Grundschule. Hinsichtlich des Lernens habe es nie Auffälligkeiten gegeben. Elisa sei immer eine gute Schülerin gewesen. Das Sozial- und Kontaktverhalten sei jedoch schon immer sehr aufgefallen. Seit der 1. Klasse komme es in Konfliktsituationen zu Kontrollverlust und erhöhter Fremdgefährdung. Darüber hinaus wird von einer motorischen Unruhe berichtet, die jedoch im Gegensatz zu der ausgeprägten Impulsivität als weniger belastend erlebt werde. In ihrer Freizeit bastele Elisa viel, spiele alleine und bewege sich gerne. Einen Turnverein habe sie in der Vergangenheit besucht. Inzwischen wolle sie dort aber nicht mehr hingehen „weil die anderen so doof zu mir sind". Bislang habe die Familie keine andere Unterstützung hinsichtlich der Verhaltensprobleme in Anspruch genommen.

Familienanamnese. Elisa sei das dritte und jüngste Kind. Die Eltern seien verheiratet und zusammenlebend. Die Mutter sei angestellt im Einzelhandel, der Vater als Journalist selbstständig. Neben Elisa lebten noch zwei ältere Geschwister (♂ + 5 Jahre, ♀ + 8 Jahre) mit in der Familie. Die Erziehung der Geschwister sei ebenfalls sehr anstrengend, da es immer wieder zu heftigen Diskussionen komme. Auch sei eine Verweigerung in Anforderungssituationen bei allen Kindern augenscheinlich. Als familiäre Belastungsfaktoren werden eine hohe Impulsivität des Vaters und eine sehr ruhige, zurückhaltende bis resignative Art der Mutter benannt. Beide beschreiben sich als sehr belastet. Als familiäre Risikofaktoren werden multiple psychische Erkrankungen (u. a. Depression, Schizophrenie, Substanzmissbrauch) bei Verwandten ersten Grades berichtet.

In Ergänzung zu den oben aufgeführten Informationen benennen Vater und Mutter einen sehr diskrepanten Erziehungsstil. Der Vater sei sehr kontrollierend und impulsiv. Er mische sich oft auch in Diskussionen anderer ein. Die Mutter sei sehr gewährend und neige zum Rückzug, „wenn es laut wird und alle schreien". Das Familienklima sei durch viele Diskussionen und „Besserwisserei" gekennzeichnet. Befragt zu den Erziehungsmethoden wird deutlich, dass die Eltern versuchen, die Probleme auf eine kognitive Weise zu analysieren. Sie benennen, Elisa häufig erklären zu wollen, wie ihr Verhalten wirke und welche Nachteile sie sich dadurch verschaffe. Der Vater neige in Konfliktsituationen zu einer großen Strenge und Bestrafung, sei auch nachtragend. Die Mutter fühle sich maßgeblich durch die Rückmeldungen aus der Schule unter Druck gesetzt. Sie schwanke zwischen einerseits anklagendem Verhalten ihrer Tochter gegenüber und dem Bedürfnis, sie aufgrund der erheblichen Belastung schnell in Schutz zu nehmen.

Psychischer Befund bei Aufnahme

Elisa ist ein körperlich altersgerecht entwickeltes, gepflegtes, zierliches Mädchen. Sie kommt zum Erstgespräch mit ihren Eltern und verweigert ein Gespräch alleine. Sie nimmt kaum Blickkontakt auf, schaut viel auf den Boden oder versteckt sich hinter den Eltern. In der Interaktion lässt sie sich kaum auf ein Gespräch ein. Fragen beantwortet sie vereinzelt mit Ja und Nein. Die Darstellung der eigenen Perspektive verweigert sie. In der elterlichen Einschätzung wird das Verhalten als verweigernd und oppositionell, weniger als ängstlich oder zurückhaltend interpretiert. Elisa zeigt eine leichte motorische Unruhe. Sie rutscht viel auf ihrem Stuhl umher, beißt an den Fingernägeln und fingert an einzelnen Haarsträhnen herum. Die affektive Stimmungslage ist in der Interaktion schwer einschätzbar. Elisa macht einen ernsten Eindruck, lacht nicht, äußert sich jedoch auch selbst nicht zu entsprechenden Fragen. Von den Eltern wird das Mädchen als schwingungsfähig, aber sehr stimmungsschwankend beschrieben. Außerhalb der Trotzanfälle könne Elisa fröhlich bis übermütig sein, jedoch überwiege aktuell im Alltag eine hohe Gereiztheit. Es ergeben sich aus dem Bericht im Zusammenhang mit den Wutausbrüchen Hinweise auf fremdgefährdendes Verhalten. In diesem Zusammenhang sei auch mehrfach der Wunsch zu sterben geäußert worden. Es ergeben sich jedoch keine Hinweise auf konkrete Suizidgedanken oder eine akute Suizidalität. Ängste oder andere psychopathologische Auffälligkeiten sind nicht zu beobachten und explorieren.

Testpsychologische Untersuchung

Intelligenzdiagnostik (WISC-IV, Petermann & Petermann, 2011). Elisa erzielt im Wechsler-Intelligenztest für Kinder (WISC-IV) ein überdurchschnittliches Ergebnis (Gesamt-IQ: 129). Im Vergleich zu dem ansonsten sehr homogenen Leistungsprofil zeigte sich ein signifikant niedrigerer Wert im Bereich der Wahrnehmungsgeschwindigkeit.

Verhaltensbeobachtung. Elisa arbeitet motiviert mit. Instruktionen versteht sie unmittelbar. Bis auf eine motorische Unruhe und einen wenig sorgsamen Arbeitsstil (Knicken des Blattes, Anmalen der Finger) ergeben sich in der Verhaltensbeobachtung keine weiteren Auffälligkeiten.

Störungsübergreifendes Screening zur Fremdbeurteilung durch die Eltern (CBCL/ 4-16). In der Fremdbeurteilung anhand der Child Behavior Checklist (Döpfner et al., 2014) ergeben sich in der Einschätzung durch die Eltern klinisch bedeutsame Werte auf den Skalen aggressives Verhalten (T-Wert 79), Angst/Depression (T-Wert 76) und Aufmerksamkeitsprobleme (T-Wert 67). Leicht erhöht ist der Wert im Bereich sozialer Rückzug (T-Wert 63).

Störungsübergreifendes Screening zur Fremdbeurteilung durch die Schule (TRF/4-16). In der Fremdbeurteilung anhand der Teacher Report Form Checklist (Döpfner et al., 2014) ergeben sich in der Einschätzung durch die Schule klinisch bedeutsame Werte auf den Skalen aggressives Verhalten (T-Wert 87), Angst/Depression (T-Wert 72) und Aufmerksamkeitsprobleme (T-Wert 68).

Fremdbeurteilung Aufmerksamkeitsdefizit- Hyperaktivitätsstörung (FBB-ADHS). Sowohl in der Einschätzung durch die Eltern als auch durch die Schule werden im Fremdbeurteilungsbogen ADHS (DISYPS-II, Döpfner et al., 2008) die Kriterien für eine einfache Aktivitäts- und Aufmerksamkeitsstörung (ICD-10, F90.1) in der kategorialen Auswertung (Anzahl der Kriterien gemäß ICD-10) erfüllt.

Fremdbeurteilung Störungen des Sozialverhaltens (FBB-SSV). Sowohl in der Einschätzung durch die Eltern als auch durch die Schule werden im Fremdbeurteilungsbogen zu Störungen des Sozialverhaltens (DISYPS-II, Döpfner et al., 2008) die Kriterien für eine Störung des Sozialverhaltens mit oppositionellem Trotzverhalten (ICD-10, F91.3) in der kategoriale Auswertung (Anzahl der Kriterien gemäß ICD-10) erfüllt.

Depressionsinventar für Kinder und Jugendliche (DIKJ). In der Selbsteinschätzung einer depressiven Symptomatik anhand des Depressionsinventars für Kinder und Jugendliche (Stiensmeier-Pelster et al., 2014) ergeben sich Hinweise auf eine deutliche Symptomatik.

Fragebogen zur Erhebung der Emotionsregulation bei Kindern und Jugendlichen (FEEL-KJ; Grob & Smolenski, 2009*).* In der Selbsteinschätzung von Elisa ergeben sich Hinweise auf einen unterdurchschnittlichen, defizitären Einsatz funktionaler (adaptiver) Emotionsregulationsstrategien im Umgang mit Wut, Angst und Trauer. Unterdurchschnittliche Werte ergaben sich bei den Angaben zu den Strategien „Problemorientiertes Handeln", „Stimmung anheben", „Akzeptieren" und „kognitives Problemlösen". Hinsichtlich maladaptiver Strategien ergeben sich Hinweise auf einen dysfunktionalen Einsatz von Emotionsregulationsstrategien im Umgang mit Wut, Angst und Trauer. Überdurchschnittliche Werte ergeben sich bei den Angaben zu den Strategien „Aufgeben", „Aggressives Verhalten", „Rückzug" und „Perseveration" (vgl. Tabelle 44).

Tabelle 44: Testpsychologische Eingangsbefunde im Überblick

Intelligenz-diagnostik	WISC-IV Gesamt-IQ 129 (überdurchschnittliches Intelligenzniveau)	
CBCL	Aggressives Verhalten: T-Wert 79	
	Angst/Depression: T-Wert 76	
	Aufmerksamkeitsprobleme: T-Wert 67	
	Sozialer Rückzug: T-Wert 63	
TRF	Aggressives Verhalten: T-Wert 87	
	Angst/Depression: T-Wert 72	
	Aufmerksamkeitsprobleme: T-Wert 68	
FBB-ADHS	*Beurteilung der Eltern (dimensional)*	*Beurteilung der Schule (dimensional)*
	Aufmerksamkeitsstörung: MW 1,3, PR 78–89	Aufmerksamkeitsstörung: MW 1,8, PR 90–96
	Hyperaktivität: MW 1,0, PR 90–96	Hyperaktivität: MW 1,1, PR 90–96
	Impulsivität: MW 1,0, PR 78–89	Impulsivität: MW 1,5, PR 90–96
	Gesamt: MW 1,6, PR 90–96	Gesamt: MW 1,5, PR 90–96
FBB-SSV	*Beurteilung der Eltern (dimensional)*	*Beurteilung der Schule (dimensional)*
	Opposition: MW 2,2, PR 97–100	Opposition: MW 2,0, PR 97–100
	Dissozialität: MW 0,1, PR 61–77	Dissozialität: MW 0,0, PR 0–60
	Gesamt: MW 0,9, PR 97–100	Gesamt: MW 0,7, PR 90–96
DIKJ	Selbstbeurteilung PR 98.8, T-Wert 78, T-Werteband 73–80	
FEEL-KJ	*Adaptive Strategien*	*Maladaptive Strategien*
	Wut: T-Wert 36	Wut: T-Wert 64
	Angst: T-Wert 42	Angst: T-Wert 58
	Trauer: T-Wert 36	Trauer: T-Wert 72
	Gesamt: T-Wert 36	Gesamt: T-Wert 68

Der somatische Befund ist altersentsprechend.

Verhaltenstherapeutisches Störungsmodell

Als prädisponierende Faktoren für die Genese der Störung müssen genetische Faktoren in Betracht gezogen werden (multiple psychische Erkrankungen in der Familie, hohe Impulsivität des Vaters). Auch die hohe Irritierbarkeit und benannten frühkindlichen Regulationsprobleme verweisen auf persönliche und temperamentsbedingte Risikofaktoren. Bei der Genese und Aufrechterhaltung der Symptomatik scheinen ungünstige Modellvorgaben der Emotionsregulation durch die Mutter (Rückzug ohne Problemlösung) und den Vater (Impulsivität) eine Rolle zu spielen. Die Eltern benennen, alle Konflikte ausdiskutieren zu wollen. Hierbei sind übersteigerte Leistungsansprüche bei gleichzeitig unzureichendem Verständnis für die emotionale Bedürfnislage von Elisa deutlich erkennbar. Kognitive Lösungsversuche, die auch mit verbalen Abwertungen und Schuldzuweisungen einhergehen und meist in wenig zielführenden Diskussionen münden, stehen demnach im Vordergrund. Anzunehmen ist, dass Elisa hierdurch wenig altersangemessene Anleitung der Emotionsregulation erfährt und entsprechend über ein reduziertes Repertoire an passenden Strategien verfügt. Die Defizite stehen in deutlicher Diskrepanz zu den guten kognitiven Ressourcen. Schon immer musste Elisa aufgrund ihrer Verhaltensprobleme Erfahrungen der Ausgrenzung und Abwertung machen. Diese führten vor dem Hintergrund oben aufgeführter Kompetenzdefizite zu einer erlernten Hilflosigkeit, die augenscheinlich auch zur Aufrechterhaltung beiträgt. Verstärkt wird die Problematik weiterhin durch ein unangemessenes Kontingenzmanagement positiver und negativer Verstärkung (z. B. viel Aufmerksamkeit für das Problemverhalten, keine positive Verstärkung für angemessenes Verhalten). Elisa erfährt inzwischen nahezu ausschließlich negative Rückmeldungen und Schuldzuweisungen. Dies wiederum führte zur Entstehung eines geringen Selbstwertgefühls und trägt zu einem negativen Selbstbild bei. Neben dem Mangel an Kompetenzen sind auch kognitive Prozesse an der Aufrechterhaltung beteiligt. Im Gespräch wird deutlich, dass Elisa über eine Reihe kognitiver Denkfehler verfügt (Fokussierung auf das Negative, negative Erwartungshaltung und Generalisierung negativer Erfahrungen, neutrale Reize werden als feindselig interpretiert, Selbstabwertung, Katastrophisierung).

Verhaltensanalyse auf der Mikroeebene (nach Kanfer & Saslow, 1965):

S	Elisa macht im Klassenverband einen Vorschlag, der von einem anderen Jungen abgewertet und mit der Bemerkung „Na, und?“ abgetan wird.
O	Impulsivität, niedrige Frustrationstoleranz, defizitäre adaptive Emotionsregulationsstrategien, überdurchschnittliche Bereitschaft zum Einsatz dysfunktionaler/maladaptiver Emotionsregulationsstrategien
R_{kognitiv}	„Das lass ich mir nicht bieten.“ „So ein Blödmann!“ „Dem zeig ich's!“
$R_{\text{emotional}}$	Wut, Enttäuschung, Traurigkeit
$R_{\text{physiologisch}}$	erhöhte Muskelanspannung, beschleunigter Atem, schneller Herzschlag
$R_{\text{motorisch}}$	stürzt sich auf den Jungen, haut, kratzt, zerrt ihn am Pullover, schreit
$C+_{\text{kurzfristig}}$	Spannungsabbau, Gefühl, sich gewehrt zu haben, Gefühl der Überlegenheit
$\not{C}-_{\text{kurzfristig}}$	Gefühl der Hilflosigkeit und Demütigung verschwindet

$C-_{\text{kurzfristig}}$	irritierte und wütende Reaktionen durch die umherstehenden Kinder
$C-_{\text{langfristig}}$	Ausgrenzung durch Mitschüler, Enttäuschung über sich verstärkt sich, negatives Selbstbild wird bestärkt
$\not{C}+_{\text{langfristig}}$	positive Beziehungserfahrungen werden durch Ausgrenzung und fortbestehend inadäquate Problemlösestrategien verhindert
K	Elisa beschreibt inzwischen eine regelmäßige Kontingenz zwischen Provokationen und einem beschriebenen Kontrollverlust

Diagnosen

Vor dem Hintergrund des psychopathologischen Befundes und der Ergebnisse der testpsychologischen Untersuchungen werden nach dem multiaxialen Klassifikationsschema nach der ICD-10 folgende Diagnosen gestellt:

Achse I:	F90.0G Einfache Aktivitäts- und Aufmerksamkeitsstörung F92.0G Störung des Sozialverhaltens mit depressiver Störung
Achse II:	keine Diagnose
Achse III:	überdurchschnittliche Intelligenz
Achse IV:	keine Diagnose
Achse V:	abnorme intrafamiliäre Beziehungen, inadäquate und verzerrte intrafamiliäre Kommunikation
Achse VI:	4 (ernsthafte soziale Beeinträchtigung)

Differenzialdiagnostische Überlegungen. Diagnostisch sind die Kriterien für eine einfache Aktivitäts- und Aufmerksamkeitsstörung (ICD-10 F90.0), eine Störung des Sozialverhaltens mit oppositionellem Trotzverhalten (ICD-10 F91.3) sowie eine mittelgradig depressive Episode (ICD-10 F32.0) erfüllt. Aufgrund des kombinierten Auftretens der Störung des Sozialverhaltens und der depressiven Störung kann die Symptomatik zusammenfassend im Rahmen einer Störung des Sozialverhaltens mit depressiver Störung (ICD-10 F92.0) beschrieben werden.

Differenzialdiagnostisch war das Vorliegen einer Störung des Sozialverhaltens bei fehlenden sozialen Bindungen (ICD-10 F91.1) auszuschließen. Die Beziehungen von Elisa zu anderen Kindern sind zwar umfassend beeinträchtigt, jedoch sind die für die Diagnose notwendigen Kriterien dissozial aggressiven Verhaltens (G1, Kriterien 9–23) nicht erfüllt. Es konnten eine hypomane oder manische Symptomatik ausgeschlossen werden.

Therapieziele und Behandlungsverlauf

Behandlungsziele von Elisa. Gemeinsam wurden mit Elisa nach Abschluss der Diagnostik folgende Ziele erarbeitet, die sie wie folgt formulierte:

1. Ich will verstehen, warum ich mich nicht beherrschen kann.
2. Ich will cooler werden, wenn andere etwas sagen, was mich ärgert.

3. Ich will mich glücklicher fühlen.
4. Ich will Freunde finden.

Behandlungsziele der Eltern. Die Eltern formulierten folgende Therapieziele:
1. Das Verhalten der Tochter besser zu verstehen.
2. Strategien für den Umgang mit den emotionalen Gefühlsausbrüchen zu erlernen.
3. Mehr Selbstkontrolle behalten und positives Vorbild sein.

Behandlungsverlauf. Es wurde eine Kurzzeittherapie mit 23 Einzelsitzungen Verhaltenstherapie und 8 Sitzungen Verhaltenstherapie mit den Bezugspersonen durchgeführt (Verhältnis 3:1), wobei vier Sitzungen als Familiensitzungen mit allen Beteiligten durchgeführt wurden. Bereits zu Beginn der Behandlung wurden mit der Familie auch Möglichkeiten einer medikamentösen Behandlung besprochen. Nach einem Aufklärungsgespräch bei einem Kinder- und Jugendpsychiater entschied sich die Familie jedoch für die Durchführung einer psychotherapeutischen Behandlung ohne Medikation.

Zunächst stand in der Arbeit mit Elisa und ihren Eltern die Psychoedukation im Vordergrund. Im Rahmen dieser fand eine Aufklärung über die Symptomatik und möglichen Ursachen einer Aktivitäts- und Aufmerksamkeitsstörung, einer Störung des Sozialverhaltens mit oppositionellem Verhalten und einer depressiven Symptomatik statt. Darüber hinaus wurden vor dem Hintergrund eines lerntheoretischen Störungsverständnisses die Zusammenhänge zwischen auslösenden Faktoren, dem Problemverhalten und dessen Konsequenzen erläutert. Zentrale Inhalte waren der Einfluss durch ungünstige Modelle (z. B. impulsives, ungeduldiges Verhalten des Vaters) als auch Verstärker- und Motivationsprozesse (z. B. viel Aufmerksamkeit bei Wutanfällen) bei der Entstehung und Aufrechterhaltung. Zur Veranschaulichung wurden sowohl Verhaltensanalysen als auch Vier-Felder-Schemata zu den Verstärkermechanismen (positive Verstärkung [C^{+}], negative Verstärkung [$\not{C}^{-}$], Löschung [$\not{C}^{+}$], Bestrafung [C^{-}]) durchgeführt.

In den darauffolgenden Sitzungen stand die Erkennung von Emotionen im Vordergrund. Anhand einer Liste mit unterschiedlichsten Gefühlszuständen unterschied Elisa zwischen
- Gefühlen mit hoher Belastung (z. B. Ärger [Beispielsituation: beschuldigt werden, auf Fehler hingewiesen werden] oder Provokation [Beispielsituation: ausgelacht werden, gehänselt werden]),
- Gefühlen mit mittlerer Belastung (z. B. Unsicherheit [Beispielsituation: in eine Arbeitsgruppe eingeteilt werden, ein anderes Kind ansprechen, um sich zu verabreden]) und
- positiven Gefühlen (z. B. Freude [Beispielsituation: etwas Schönes spielen, malen, wenn etwas lustig ist], beachtet werden [Beispielsituation: wenn jemand nach der Meinung fragt, jemand zuhört]).

Außerdem wurden mit Elisa körperliche Signale für unterschiedliche Emotionen exploriert. Sie konnte sehr gut benennen, dass sie belastende Gefühle durch eine Enge im Hals, Schluckbeschwerden, eine wackelige Stimme, eine hohe Anspannung im ganzen Körper fühlt. Auch benannte sie, dass sie bei belastenden Emotionen anderen nicht mehr gut in die Augen sehen kann. Die körperlichen Signale lernte Elisa als Warnsignale und Hinweisreize für den Einsatz von Emotionsregulationsstrategien verstehen.

Nachdem anhand des kognitiven Modells der Einfluss der Gedanken auf die Gefühle und das Verhalten veranschaulicht wurde, wurden Elisas Kognitionen („typische Gedanken") ausführlich herausgearbeitet und auf ihre Funktionalität hin überprüft („Welche Beweise gibt es für die Richtigkeit dieses Gedankens?"). Hier wurden generalisierte Befürchtungen, z. B. andere könnten über sie lachen, sie ausgrenzen und ihre Meinung nicht anhören, deutlich. Elisa wurde angeregt, eine andere Perspektive einzunehmen und zu überprüfen, ob das Verhalten und die Reaktionen anderer eventuell anders interpretiert werden könnten. Im Rahmen von ABC-Analysen wurde deutlich, dass die negative Erwartungshaltung Elisas maßgeblichen Einfluss auf ihr Verhalten hatte. Beispielsweise versuchte Elisa, sich möglichst unauffällig zu verhalten, formulierte sie eigene Bedürfnisse nicht und erwartete sie von anderen, dass diese auf sie zukommen (dies führte regelmäßig zu Gefühlen der Enttäuschung und Frustration, da die anderen nicht auf Elisa zugingen). Um die Funktionalität dieses Verhaltens zu überprüfen wurde mit Elisa erarbeitet, wie sie gerne von anderen Kindern wahrgenommen werden würde. Anhand von ABC-Schemata wurden dann mit ihr alternative funktionale Kognitionen, die eine Veränderung der Emotionen und der Verhaltensreaktionen begünstigen, erarbeitet. Hier waren es vor allem selbstinstruktive Ermutigungen (Du schaffst das! In der Ruhe liegt die Kraft!), die Elisa bei der Umsetzung alternativer Verhaltensreaktionen halfen.

Im Umgang mit der hohen Impulsivität wurden mit Elisa Strategien der Emotionsregulation erarbeitet. Im Rahmen einer Tool-Box wurden unterschiedliche Materialien zur Selbstregulation zusammengestellt: Entspannungsbilder, Entspannungs-CD, Auszeit-Schild für die eigene Zimmertür, Anleitung zu Atemübungen, Brausepulver zum Fröhlich-Werden, Sorgentagebuch mit „zu besprechenden Situationen für die Therapie", Igelball und Gummi-Stretch-Band zum Auspowern, Liste mit Personen, die zur Unterstützung angefragt werden könnten (Papa, Mama, Bruder, Nachbarin, Telefonat mit Cousine) und Erinnerungskärtchen: Denk mal wieder an was Schönes! In Ruhe lässt sich über alles reden! Es findet sich eine Lösung! Mach deinem Ärger oder deiner Traurigkeit mal eine richtige Ansage!

Für den Umgang mit belastenden Emotionen war es darüber hinaus sehr zentral, die belastenden Gefühle zu externalisieren. Im Rahmen einer imaginativen Übung gelang es Elisa, sich „Aggro-Anna" (laut, motzig, grob, unverschämt, unerzogen) und „Depri-Dora" (Kritiknervensäge, pessimistisch, lustlos, langweilig) als zwei nervige Nachbarskinder vorzustellen, die es galt, abzuwimmeln (rausschmeißen, Widerworte geben, Nein-Sagen etc.), wenn sie mal wieder zu aufdringlich wurden.

Während der gesamten Therapie führte Elisa Tagebuchkarten, anhand derer die Häufigkeit problematischer Verhaltensreaktionen und belastender Emotionen sowie der Einsatz hilfreicher Strategien registriert wurde. Darüber protokollierte sie problematische Situationen anhand von ABC-Arbeitsblättern (hierfür erhielt sie für Situationen zu Hause Unterstützung durch ihre Eltern), die dann in der Therapie besprochen wurden.

Mit den Eltern wurde nach der Durchführung der Psychoedukation daran gearbeitet, typische Signale, die einen bevorstehenden Emotionsausbruch ankündigen, zu identifizieren und wahrzunehmen. Hierzu wurden auch die Eltern um eine Protokollierung problematischer Situationen gebeten, anhand derer die Zusammenhänge besprochen wurden. Als Auslöser für häusliche Eskalationen konnten unzureichend klar formulierte Regeln, widersprüchliche – oder altersinadäquate Anforderungen (z. B. Erwartung eines schlussfolgernden Verständnisses in sozialen Situationen) und eine fehlend wertschätzende Beachtung der kindlichen Bedürfnisse identifiziert werden. Entsprechend wurden mit den Eltern Möglichkeiten der Entlastung durch die Etablierung eines positiv wertschätzenden Umgangs erarbeitet (z. B. Lob und Anerkennung, Strategien, dem Kind Interesse für seine Belange entgegenzubringen). Auch wurden für typische Problemsituationen Familienregeln etabliert. Eine Hauptregel wurde es, dass Konflikte erst im abgekühlten Zustand geklärt werden und sich jeder alleine beruhigen darf, ohne durch die anderen gestört zu werden.

Für die oft ungünstigen Kommunikationsmuster (Diskussionen in erhitzter Atmosphäre, Neigung aller Familienmitglieder, sich einzumischen, alles besser zu wissen, das letzte Wort haben zu müssen) wurden Regeln der Kommunikation erarbeitet (alle lassen sich ausreden, Ich-Formulierung, Nicht-Einmischen, wenn es einen nichts angeht, keine alten Kamellen aufwärmen etc.). Problematisch war, dass beide Eltern benannten, in entsprechenden Problemsituationen emotional stark belastet zu sein und Konflikte oft nicht mit Gelassenheit lösen zu können. Entsprechend wurde auch mit ihnen eine Tool-Box erarbeitet (Auszeit nehmen, Atemübung, erst etwas anderes machen und über eine gute Lösung nachdenken, dem Kind seine Zeit zu geben, sich alleine zu beruhigen, keine Ansprache bei hoher Erregung etc.). Auch wurden die Eltern in die Inhalte der Tool-Box mit Elisa eingeweiht, sodass diese sie im Alltag an die mögliche Anwendung in unterschiedlichen Situationen erinnern konnten.

Insgesamt wurden vier Gespräche gemeinsam mit Elisa und ihren Eltern durchgeführt. Diese dienten dem Austausch über den Einsatz möglicher Strategien im Umgang mit Problemsituationen und eines gegenseitigen Feedbacks über die jeweils beobachteten Veränderungen, den aktuellen Stand und die nächsten Ziele. Im Rahmen dieser Sitzung konnten von therapeutischer Seite auch verstärkende und motivierende Rückmeldungen an alle Beteiligten erfolgen.

Behandlungsergebnis

Im Rahmen der Behandlung konnte eine deutliche Reduktion der Symptomatik erreicht werden. Die Protokolle verwiesen auf eine reduzierte Häufigkeit problematischer Situationen und einen Anstieg der Anwendung adaptiver Emotionsregulationsstrategien, die im Rahmen der Behandlung erarbeitet wurden. Insbesondere körperliche Aggressionen fanden schnell gar nicht mehr statt. Auch die gereizte Stimmung konnte durch ein gezieltes Ignorieren der Bezugspersonen und die Erinnerung durch ein Geheimzeichen, „die Stimme zu erziehen“, reduziert werden. Elisa führte die deutliche Verbesserung auf die Anwendung vieler Tricks, die sie nun in ihrer Tool-Box zur Verfügung hat, zurück. Besonders stolz sei sie, dass sie sich nun alleine beruhigen könne und der „Aggro-Anna“ und „Depri-Dora“ immer schneller einen Laufpass geben könne. Außerdem sei für sie sehr hilfreich, dass in der Familie nun ruhiger geredet und auch mal gelacht wird.

Die Eltern lernten, das Verhalten ihrer Tochter besser zu verstehen und nahmen dieses nicht mehr so persönlich, was nach eigenen Aussagen sehr dazu beitrug, im Umgang mit Elisa gelassener zu reagieren. Sie konnten darüber hinaus auch persönliche Anteile einer ungünstigen Verstärkung erkennen und benennen, was ebenfalls zur Entlastung Elisas beitrug. Insbesondere der Vater benannte selbst, durch Elisas Tool-Box viele Anregungen zur eigenen Emotionsregulation erhalten zu haben, und profitierte sehr von den kognitiven Interventionen der Hinterfragung und Überprüfung eigener Gedanken sowie Umstrukturierung dysfunktionaler Kognitionen.

Bei Therapieende war bereits ein Schulwechsel erfolgt. Aus der neuen Schule wurden keine Probleme mehr berichtet. Elisa gelang es in der neuen Klasse unmittelbar, zu zwei anderen Mädchen Kontakt aufzunehmen, sich auch privat zu verabreden, was sie nach eigenen Angaben sehr glücklich macht. Die Mutter berichtete, dass die Spielsituationen mit anderen Kindern ruhiger seien und Elisa deutlich an Kompromissbereitschaft hinzugewonnen hätte.

Eine medikamentöse Behandlung wurde aufgrund der deutlichen Verbesserung der Symptomatik nicht mehr in Erwägung gezogen.

6 Literatur

Adleman, N.E., Kayser, R., Dickstein, D., Blair, R.J., Pine, D. & Leibenluft, E. (2011). Neural correlates of reversal learning in severe mood dysregulation and pediatric bipolar disorder. *Journal of American Academy for Child and Adolescent Psychiatry, 50,* 1173–1185. http://doi.org/10.1016/j.jaac.2011.07.011

Aebi, M., Perriard, R., Stiffler Scherrer, B. & Wettach, R. (2012). *Kinder mit oppositionellem und aggressivem Verhalten. Das Baghira Training*. Göttingen: Hogrefe.

Althoff, R.R., Ayer, L. A:, Crehan, E., Rettew, D.C., Baer, J.R. & Hudziak, J.J. (2012). Temperamental Profiles of Dysregulated Children. *Child Psychiatry and Human Development, 43,* 511–522. http://doi.org/10.1007/s10578-012-0280-7

Althoff, R.R., Rettew, D.C., Faraone, S.V., Boomsma, D.I. & Hudziak, J.J. (2006). Latent class analysis shows strong heritability of the child behavior checklist-juvenile bipolar phenotype. *Biological Psychiatry, 60,* 903–911. http://doi.org/10.1016/j.biopsych.2006.02.025

Althoff, R.R., Verhulst, F., Rettew, D.C., Hudziak, J.J. & van der Ende, J. (2010). Adult outcomes of childhood dysregulation: a 14-year follow-up study. *Journal of American Academy for Child and Adolescent Psychiatry, 49,* 1105–1116. http://doi.org/10.1016/j.jaac.2010.08.006

Amaladoss, A., Roberts, N. & Amaladoss, F. (2010). Evidence for use of mood stabilizers and anticonvulsants in the treatment of nonaffective disorders in children and adolescents. *Clinical Neuropharmacology, 33,* 303–311. http://doi.org/10.1097/WNF.0b013e3181f8d4ed

American Psychiatric Association. (2013). *Diagnostic and statistical manual of mental disorders* (5th ed.). Arlington, VA: American Psychiatric Publishing.

American Psychiatric Association/Falkai, P. et al. (2015). *Diagnostisches und Statistisches Manual Psychischer Störungen – DSM-5*. Göttingen: Hogrefe.

Axelson, D., Findling, R.L., Fristad, M.A., Kowatch, R.A., Youngstrom, E.A., McCue Horwitz, S., Arnold, L.E., Frazier, T.W., Ryan, N., Demeter, C., Gill, M.K., Hauser-Harrington, J.C., Depew, J., Kennedy, S.M., Gron, B.A., Rowles, B.M. & Birmaher, B. (2012). Examining the Proposed Disruptive Mood Dysregulation Disorder Diagnosis in Children in the Longitudinal Assessment of Manic Symptoms Study. *Journal of Clinical Psychiatry, 73,* 1342–1350. http://doi.org/10.4088/JCP.12m07674

Bachmann, C.J., Lempp, T., Glaeske, G. & Hoffmann, F. (2014). Antipsychotic prescription in children and adolescents: an analysis of data from a German statutory health insurance company from 2005 to 2012. *Deutsches Arzteblatt International, 111,* 25–34. http://doi.org/10.3238/arztebl.2014.0025

Bangs, M.E., Emslie, G.J., Spencer, T.J., Ramsey, J.L., Carlson, C., Bartky, E.J. & Quintana, H. (2007). Efficacy and safety of atomoxetine in adolescents with attention-deficit/hyperactivity disorder and major depression. *Journal of child and adolescent psychopharmacology, 17* (4), 407–419. http://doi.org/10.1089/cap.2007.0066

Baroni, A., Lunsford, J.R., Luckenbaugh, D.A., Towbin, K.E. & Leibenluft, E. (2009). Practitioner review: the assessment of bipolar disorder in children and adolescents. *Journal of Child Psychology and Psychiatry, 50,* 203–215.

Bartling, G., Echelmeyer, L., Engberding, M. & Krause, R. (1996). *Problemanalyse im therapeutischen Prozess*. Stuttgart: Kohlhammer.

Beck, A. (1976). *Cognitive therapy and the emotional disorders*. New York: Plume.

Beyer, A. & Lohaus, A. (2006). *Stressbewältigung im Jugendalter. Ein Trainingsprogramm*. Göttingen: Hogrefe.

Biederman, J., Faraone, S. V., Wozniak, J., Mick, E., Kwon, A., Cayton, G. A. & Clark, S. V. (2005). Clinical correlates of bipolar disorder in a large, referred sample of children and adolescents. *Journal of Psychiatry Research, 39,* 611–622. http://doi.org/10.1016/j.jpsychires.2004.08.003

Biederman, J., Petty, C., Day, H., Goldin, R., Spencer, T., Faraone, S. & Wozniak, J. (2008). Severity of the aggression/anxiety-depression/attention child behavior checklist profile discriminates between different levels of deficits in emotional regulation in youth with attention-deficit hyperactivity disorder. *Journal of Developmental & Behavioral Pediatrics, 33* (3), 236–243. http://doi.org/10.1097/DBP.0b013e3182475267

Biederman, J., Petty, C. R., Day, H., Goldin, R. L., Spencer, T., Faraone, S. V., Surman, C. B. H. & Wozniak, J. (2012). Severity of the Aggression/Anxiety-Depression/Attention (A-A-A) CBCL Profile Discriminates between Different Levels of Deficits in Emotional Regulation in Youth with ADHD. *Journal of Developmental and Behavioral Pediatrics, 33,* 236–243. http://doi.org/10.1097/DBP.0b013e3182475267

Birmaher, B., Axelson, D., Strober, M., Gill, M. K., Valeri, S., Chiappetta, L., Ryan, N., Leonard, H., Hunt, J., Iyengar, S. & Keller, M. (2006). Clinical course of children and adolescents with bipolar spectrum disorders. *Archives of General Psychiatry, 63,* 175–183. http://doi.org/10.1001/archpsyc.63.2.175

Birmaher, B., Brent, D. & AACAP Work Group on Quality Issues. (2007). Practice parameter for the assessment and treatment of children and adolescents with depressive disorders. *Journal of the American Academy of Child & Adolescent Psychiatry, 46* (11), 1503–1526. http://doi.org/10.1097/chi.0b013e318145ae1c

Blader, J. C. & Carlson, G. A. (2007). Increased rates of bipolar disorder diagnoses among US child, adolescent and adult inpatients 1996–2004. *Biological Psychiatry, 62,* 107–114. http://doi.org/10.1016/j.biopsych.2006.11.006

Blair, R. J. R., Colledge, E., Murray, L. & Mitchell, D. G. V. (2001). A selective impairment in the processing of sad and fearful expressions in children with psychopathic tendencies. *Journal of abnormal child psychology, 29* (6), 491–498. http://doi.org/10.1023/A:1012225108281

Bogen, S., Legenbauer, T., Gest, S. & Holtmann, M. (2016). Lighting the mood of depressed youth: Feasibility and efficacy of a 2 week-placebo controlled bright light treatment for juvenile inpatients. *Journal of Affective Disorders, 190,* 450–456. http://doi.org/10.1016/j.jad.2015.09.026

Bohus, M. & Wolf, M. (2009). *Interaktives SkillsTraining* für *Borderline-Patienten.* Stuttgart: Schattauer.

Borg-Laufs, M. (2006). *Störungsübergreifendes Diagnostik-System für die Kinder- und Jugendlichenpsychotherapie (SDS-KJ). Manual für die Therapieplanung.* Tübingen: dgvt-Verlag.

Borg-Laufs, M., Gahleitner, S. & Hungerige, H. (2012). *Schwierige Situationen in Therapie und Beratung mit Kindern und Jugendlichen.* Weinheim: Beltz PVU.

Brigett, D., Gartstein, M., Putman, S., Lance, K., Iddins, E., Waits, R. et al. (2011). Emerging effortful control in toddlerhood: The role of infant orienting/regulation, maternal effortful control, and maternal time spent in caregiving activities. *Infant Behavior & Development, 34* (1), 189–199. http://doi.org/10.1016/j.infbeh.2010.12.008

Bronisch, T., Hiller, W., Mombour, W. & Zaudig, M. (1995). *Internationale Diagnosen Checkliste für Persönlichkeitsstörungen. IDCL-P.* Göttingen: Hogrefe.

Brotman, M. A., Kassem, L., Reising, M. M., Guyer, A. E., Dickstein, D. P., Rich, B. A., Towbin, K. E., Pine, D. S., McMahon, F. J. & Leibenluft, E. (2007). Parental diagnoses in youth with narrow phenotype bipolar disorder or severe mood dysregulation. *American Journal of Psychiatry, 164,* 1238–1241. http://doi.org/10.1176/appi.ajp.2007.06101619

Brotman, M.A., Rich, B.A., Guyer, A.E., Lunsford, J.R., Horsey, S.E., Reising, M.M., Thomas, L.A., Fromm, S.J., Towbin, K., Pine, D.S. & Leibenluft, E. (2010). Amygdala activation during emotion processing of neutral faces in children with severe mood dysregulation versus ADHD or bipolar disorder. *American Journal of Psychiatry, 167,* 61–69. http://doi.org/10.1176/appi.ajp.2009.09010043

Bruni, O., Alonso-Alconada, D., Besag, F., Biran, V., Braam, W., Cortese, S. et al. (2015). Current role of melatonin in pediatric neurology: clinical recommendations. *European Journal of Paediatric Neurology, 19* (2), 122–133. http://doi.org/10.1016/j.ejpn.2014.12.007

Bundespsychotherapeutenkammer (BPtK). (2007). *Muster-Berufsordnung für Psychologische Psychotherapeutinnen und Psychotherapeuten und Kinder- und Jugendlichenpsychotherapeutinnen und Kinder- und Jugendlichenpsychotherapeuten* (Fassung der Beschlüsse des 7. Deutschen Psychotherapeutentages in Dortmund am 13. Januar 2006, aktualisiert mit Beschluss des 11. DPT am 10. November 2007). Zugriff am 03.05.2016. Verfügbar unter http://www.bptk.de/uploads/media/20060117_musterberufsordnung.pdf

Bundespsychotherapeutenkammer (BPtK). (2013). *Patientenrechtegesetz. Eine Information für Psychotherapeutinnen und Psychotherapeuten* (Stand September 2013). Zugriff am 03.05.2016. Verfügbar unter http://www.bptk.de/fileadmin/user_upload/Publikationen/BPtK_Infomaterial/Patientenrechtegesetz/20130923_bptk-Infomaterial_Patientenrechtegesetz.pdf

Carlson, G.A. (1998). Mania and ADHD: comorbidity or confusion. *Journal of Affective Disorders, 5,* 177–187. http://doi.org/10.1016/S0165-0327(98)00179-7

Carlson, G.A., Potegal, M., Margulies, D., Basile, J. & Gutkovich, Z. (2010). Liquid risperidone in the treatment of rages in psychiatrically hospitalized children with possible bipolar disorder. *Bipolar Disorders, 12,* 205–212. http://doi.org/10.1111/j.1399-5618.2010.00793.x

Caspar, F. & Goldfried, M. (2007). *Beziehungen und Probleme verstehen. Eine Einführung in die psychotherapeutische Plananalyse* (3., vollständig überarb. Aufl.). Bern: Huber.

Chang, L., Schwartz, D., Dodge, K. & McBridge-Chang, C. (2003). Harsh parenting in relation to child emotion regulation and aggression. *Journal of Family Psychology, 17* (4), 598–606. http://doi.org/10.1037/0893-3200.17.4.598

Charach, A., Carson, P., Fox, S., Ali, M., Beckett, J. & Lim, C. (2013). Interventions for preschool children at high risk for ADHD: a comparative effectiveness review. *Pediatrics, 131* (5), 1584–1604. http://doi.org/10.1542/peds.2012-0974

Claus, A. (2015). Rechtliche Grundlagen. In G. Lehmkuhl, F. Poustka, M. Holtmann & H. Steiner (Hrsg.), *Praxishandbuch Kinder- und Jugendpsychiatrie* (S. 90–107). Göttingen: Hogrefe.

Cloninger, C.R. (1999). *The temperament and character inventory-revised.* St Louis, MO: Center for Psychobiology of Personality, Washington University.

Cole, P., Michel, M. & Teti, L. (1994). The development of emotion regulation and dysregulation: A clinical perspective. *Monographs of the Society for Research in Child Development, 59* (2–3), 73–100. http://doi.org/10.1111/j.1540-5834.1994.tb01278.x

Copeland, W.E., Angold, A., Costello, E.J. & Egger, H. (2013). Prevalence, comorbidity, and correlates of DSM-5 proposed disruptive mood dysregulation disorder. *American Journal of Psychiatry, 170,* 173–179. http://doi.org/10.1176/appi.ajp.2012.12010132

Correll, C.U., Manu, P., Olshanskiy, V., Napolitano, B., Kane, J.M. & Malhotra, A.K. (2009). Cardiometabolic risk of second-generation antipsychotic medications during first-time use in children and adolescents. *JAMA, 302* (16), 1765–1773. http://doi.org/10.1001/jama.2009.1549

Cunningham, C., Bremner, R. & Secord-Gilbert, M. (1998). *The community parent education program (COPE): A schoolbased family systems-oriented course for parents of children with disruptive behavior disorders*. Hamilton, CDN: Chedoke-McMaster Hospitals and McMaster University.

Deegener, G. (2001). *Anamnestischer Elternfragebogen*. Göttingen: Hogrefe.

Delmo, C., Weiffenbach, O., Gabriel, M., Stadler, C. & Poustka, F. (2001). *Diagnostisches Interview Kiddie-SADS-Present and Lifetime Version (K-SADS-PL)* (5. Auflage der deutschen Forschungsversion, erweitert um ICD-10-Diagnostik, Juli 2000/Juli2001). Zugriff am 03.05.2016. Verfügbar unter http://www.adhs-essen.de/PDF/K-SADS_Fragebogen.pdf

Deutsche Gesellschaft für Kinder- und Jugendpsychiatrie, Psychosomatik und Psychotherapie, der Bundesarbeitsgemeinschaft leitender Klinikärzte für Kinder- und Jugendpsychiatrie, Psychosomatik und Psychotherapie und dem Berufsverband der Ärzte für Kinder- und Jugendpsychiatrie, Psychosomatik und Psychotherapie (Hrsg.). (2007). *Leitlinien zur Diagnostik und Therapie von psychischen Störungen des Säuglings,- Kindes- und Jugendalter* (3., überarb. und erw. Aufl.). Köln: Deutscher Ärzteverlag.

Deutsche Gesellschaft für Kinder- und Jugendpsychiatrie, Psychosomatik und Psychotherapie (Hrsg.). (2013). *Leitlinie Behandlung von depressiven Störungen bei Kindern und Jugendlichen* (Langfassung, Stand: 01.07.2013). Zugriff am 03.05.2016. Verfügbar unter http://www.awmf.org/uploads/tx_szleitlinien/028-043l_S3_Depressive_Störungen_bei_Kindern_Jugendlichen_2013-07.pdf

Deutsche Gesellschaft für Schlafforschung und Schlafmedizin. (2009). S3-Leitlinie. Nicht erholsamer Schlaf/Schlafstörungen. *Somnologie, 13,* 4–160. Zugriff am 03.05.2016. Verfügbar unter http://www.dgsm.de/downloads/akkreditierung_ergebnisqualitaet/S3-Leitlinie_Nicht_erholsamer_Schlaf-Schlafstoerungen.pdf

DGBS e.V. & DGPPN e.V. (2012). *S3-Leitlinie zur Diagnostik und Therapie Bipolarer Störungen.* Langversion.

Dickstein, D.P., Nelson, E.E., McClure, E.B., Yen, S., Hunt, J.I., Goldstein, B.I., Goldstein, T.R., Liao, F., Gill, M.K., Hower, H., Frazier, T.W., Diler, R.S., Youngstrom, E.A., Fristad, M.A., Arnold, L.E., Findling, R.L., Horwitz, S.M., Kowatch, R.A., Ryan, N.D., Strober, M., Birmaher, B. & Keller, M.B. (2007). Cognitive flexibility in phenotypes of pediatric bipolar disorder. *Journal of American Academy for Child and Adolescent Psychiatry, 46,* 341–355. http://doi.org/10.1097/chi.0b013e31802d0b3d

Dickstein, D.P., Towbin, K.E., Van Der Veen, J.W., Rich, B.A., Brotman, M.A., Knopf, L., Onelio, L., Pine, D.S. & Leibenluft, E. (2009). Randomized double-blind placebo-controlled trial of lithium in youths withsevere mood dysregulation. *Journal of Child and Adolescent Psychopharmacology, 19,* 61–73. http://doi.org/10.1089/cap.2008.044

Dietz, L., Birmaher, B., Williamson, D., Silk, J., Dahl, R., Axelson, S. et al. (2008). Mother-child interactions in depressed children and children at high risk and low risk for future depression. *Journal of the American Academy of Child and Adolescent Psychiatry, 47* (5), 574–582. http://doi.org/10.1097/CHI.0b013e3181676595

Döpfner, M., Berner, H., Flechtner, G., Lehmkuhl, G. & Steinhausen, H.-C. (1999). *CASCAP-D. Psychopathologisches Befund-System für Kinder und Jugendliche.* Göttingen: Hogrefe.

Döpfner, M., Frölich, J. & Lehmkuhl, G. (2013). *Aufmerksamkeitsdefizit-/Hyperaktivitätsstörungen (ADHS)* (Leitfaden Kinder- und Jugendpsychotherapie, Bd. 1, 2., übeararb. Aufl.). Göttingen: Hogrefe.

Döpfner, M. & Görtz-Dorten, A. (2016). DISYPS-III. *Diagnostik-System für psychische Störungen nach ICD-10/DSM-IV für Kinder und Jugendliche – III.* Bern: Hogrefe.

Döpfner, M., Görtz-Dorten, A. & Lehmkuhl, G. (2008). *Diagnostik-System für psychische Störungen nach ICD-10 und DSM-IV für Kinder und Jugendliche – II (DISYPS-II).* Bern: Huber.

Döpfner, M. & Petermann, F. (2012). *Diagnostik psychischer Störungen im Kindes- und Jugendalter* (Leitfaden Kinder- und Jugendpsychotherapie, Bd. 2, 3., überarb. Aufl.). Göttingen: Hogrefe.

Döpfner, M., Plück, J. & Kinnen, C. für die Arbeitsgruppe Deutsche Child Behavior Checklist. (2014). *CBCL/6–18R, TRF/6–18R, YSR/11–18R. Deutsche Schulalter-Formen der Child Behavior Checklist von Thomas M. Achenbach. Elternfragebogen über das Verhalten von Kindern und Jugendlichen (CBCL/6–18R), Lehrerfragebogen über das Verhalten von Kindern und Jugendlichen (TRF/6–18R), Fragebogen für Jugendliche (YSR/11–18R). Manual.* Göttingen: Hogrefe.

Döpfner, M., Schürmann, S. & Frölich, J. (2013). *Therapieprogramm für Kinder mit hyperkinetischem und oppositionellem Problemverhalten. THOP* (5. Aufl.). Weinheim: Beltz PVU.

Dubicka, B., Carlson, G. A., Vail, A. & Harrington, R. (2008). Prepubertal mania: diagnostic differences between US and UK clinicians. *European Child and Adolescent Psychiatry, 17,* 153–161. http://doi.org/10.1007/s00787-007-0649-5

Ellis, A. (2012). *Grundlagen und Methoden der Rational-Emotiven Verhaltenstherapie*. Stuttgart: Klett-Cotta.

Esser, G. (Hrsg.). (2008). *Lehrbuch der Klinischen Psychologie und Psychotherapie bei Kindern und Jugendlichen* (3., aktual. und erw. Aufl.). Stuttgart: Thieme.

Fernández de la Cruz, L., Simonoff, E., McGough, J. J., Halperin, J. M., Arnold, L. E. & Stringaris, A. (2015). Treatment of children with attention-deficit/hyperactivity disorder (ADHD) and irritability: results from the multimodal treatment study of children with ADHD (MTA). *Journal of the American Academy of Child & Adolescent Psychiatry, 54* (1), 62–70. http://doi.org/10.1016/j.jaac.2014.10.006

Fleischhaker, C., Munz, M., Böhme, R., Sixt, B. & Schulz, E. (2006). Dialektisch-Behaviorale Therapie für Adoleszente (DBT-A)-Eine Pilotstudie zur Therapie von Suizidalität, Parasuizidalität und selbstverletzenden Verhaltensweisen bei Patientinnen mit Symptomen einer Borderlinestörung. *Zeitschrift für Kinder-und Jugendpsychiatrie und Psychotherapie, 34* (1), 15–27. http://doi.org/10.1024/1422-4917.34.1.15

Fleischhaker, C., Sixt, B. & Schulz, E. (2011). *DBT-A. Dialektisch-behaviorale Therapie für Jugendliche*. Heidelberg: Springer. http://doi.org/10.1007/978-3-642-13008-3

Fristad, M., Gavazzi, S. & Soldano, K. (1998). Multifamily psychoeducation groups for childhood mood disorders: A program description and preliminary efficacy data. *Contemporary Family Therapy, 20* (3), 385–402. http://doi.org/10.1023/A:1022477215195

Fristad, M., Goldberg, A. J. & Leffler, J. (2011). *Psychotherapy for children with bipolar and depressive disorders*. New York: Guilford Press.

Frölich, J., Lehmkuhl, G. & Doepfner, M. (2010). [Algorithms for the medical treatment of Attention-Deficit/Hyperactivity Disorder with specific co-morbidities]. *Zeitschrift für Kinder-und Jugendpsychiatrie und Psychotherapie, 38* (1), 7–20.

Galanter, C. A., Carlson, G. A., Jensen, P. S., Greenhill, L. L., Davies, M., Li, W., Chuang, S. Z., Elliott, G. R., Arnold, L. E., March, J. S., Hechtman, L., Pelham, W. E. & Swanson, J. M. (2003). Response to methylphenidate in children with attention deficit hyperactivity disorder and manic symptoms in the multimodal treatment study of children with attention deficit hyperactivity disorder titration trial. *Journal of Child and Adolescent Psychopharmacology, 13,* 123–136. http://doi.org/10.1089/104454603322163844

Geller, B., Zimerman, B., Williams, M., Delbello, M. P., Frazier, J. & Beringer, L. (2002). Phenomenology of prepubertal and early adolescent bipolar disorder: examples of elated mood, grandiose behaviors, decreased need for sleep, racing thoughts and hypersexuality. *Journal of Child and Adolescent Psychopharmacology, 12,* 3–9. http://doi.org/10.1089/10445460252943524

Görtelmeyer, R. (2011). *Schlaffragebogen A und B: SF-A/R und SF-B/R; Manual.* Hogrefe.

Görtz-Dorten, A., Benesch, C., Faber, M., Lindenschmidt, T., Schuh, L. & Döpfner, M. (submitted). Efficacy of an individualized social competence training for children with Oppositional Defiant Disorders/Conduct Disorders – A randomized controlled trial with an active control group.

Görtz-Dorten, A., Benesch, C., Hautmann, C., Berk-Pawlitzek, E., Faber, M., Lindenschmidt, T. et al. (2015). Efficacy of an individualized social competence training for children with Oppositional Defiant Disorders/Conduct Disorders. *Psychotherapy Research,* 1–12. http://doi.org/10.1080/10503307.2015.1094587

Görtz-Dorten, A. & Döpfner, M. (2010). *Therapieprogramm für Kinder mit aggressivem Verhalten (THAV).* Göttingen: Hogrefe.

Görtz-Dorten, A. & Döpfner, M. (2016). *Soziales computerunterstütztes Training für Kinder mit aggressivem Verhalten (ScouT).* Göttingen: Hogrefe. http://doi.org/10.1026/02574-000

Görtz-Dorten, A., Döpfner, M. & Kinnen, C. (2010). *FAVK. Fragebogen zum aggressiven Verhalten von Kindern.* Göttingen: Hogrefe.

Goth, K. & Schmeck, K. (2009). *Das Junior Temperament und Charakter Inventar: eine Inventarfamilie zur Erfassung der Persönlichkeit vom Kindergarten- bis zum Jugendalter nach Cloningers biopsychozozialem Persönlichkeitsmodell.* Hogrefe.

Grasmann, D. & Stadler, C. (2009). *Verhaltenstherapeutisches Intensivtraining zur Reduktion von Aggression. Multimodales Programm für Kinder, Jugendliche und Eltern.* Wien: Springer. http://doi.org/10.1007/978-3-211-79900-0

Greco, L. & Hayes, S. (Hrsg.). (2011). *Akzeptanz und Achtsamkeit in der Kinder- und Jugendlichenpsychotherapie.* Weinheim: Beltz PVU.

Gregory, A. M., van der Ende, J., Willis, T. A. & Verhulst, F. C. (2008). Parent-reported sleep problems during development and self-reported anxiety/depression, attention problems, and aggressive behavior later in life. *Archives of Pediatrics & Adolescent Medicine, 162* (4), 330–335. http://doi.org/10.1001/archpedi.162.4.330

Grimmer, Y., Hohmann, S., Banaschewski, T. & Holtmann, M. (2010). Früh beginnende bipolare Störungen, ADHS oder Störung der Affektregulation? *Kindheit und Entwicklung, 19,* 192–201. http://doi.org/10.1026/0942-5403/a000025

Grob, A. & Smolenski, C. (2009). *FEEL-KJ. Fragebogen zur Erhebung der Emotionsregulation bei Kindern und Jugendlichen* (2., aktual. und erg. Aufl.). Bern: Huber.

Guyer, A. E., McClure, E. B., Adler, A. D., Brotman, M. A., Rich, B. A., Kimes, A. S., Pine, D. S., Ernst, M. & Leibenluft, E. (2007). Specificity of facial expression labeling deficits in childhood psychopathology. *Journal of Child Psychology and Psychiatry, 48,* 863–871. http://doi.org/10.1111/j.1469-7610.2007.01758.x

Harrington, R. C. (2013). *Kognitive Verhaltenstherapie bei depressiven Kindern und Jugendlichen* (2., aktual. Aufl.). Göttingen: Hogrefe.

Hampel, P. & Petermann, F. (2003). *Anti-Stress-Training für Kinder* (2., überarb. und erw. Aufl.). Weinheim: Beltz PVU.

Hautzinger, M., Keller, F. & Kühner, C. (2006). *Beck-Depressionsinventar (BDI-II).*(Deutsche Version). Frankfurt: Pearson Assessment.

Heubrock, D. & Petermann, F. (2008). *K-FAF. Kurzfragebogen zur Erfassung von Aggressivitätsfaktoren.* Göttingen: Hogrefe.

Hiller, W., Zaudig, M. & Mombour, W. (1997). *Internationale Diagnosen Checklisten (IDCL) für DSM-IV.* Göttingen: Hogrefe.

Hoebert, M., van der Heijden, K. B., van Geijlswijk, I. M. & Smits, M. G. (2009). Long-term follow-up of melatonin treatment in children with ADHD and chronic sleep onset insomnia. *Journal of Pineal Research, 47* (1), 1–7. http://doi.org/10.1111/j.1600-079X.2009.00681.x

Holtmann, M., Bölte, S., Goth, K. & Poustka, F. (2008). CBCL-pediatric bipolar disorder phenotype: Severe ADHD or bipolar disorder? *Journal of Neural Transmission, 115,* 155–161. http://doi.org/10.1007/s00702-007-0823-4

Holtmann, M., Buchmann, A.F., Esser, G., Schmidt, M.H., Banaschewski, T. & Laucht, M. (2011). The Child Behavior Checklist-Dysregulation Profile predicts substance use, suicidality, and functional impairment: a longitudinal analysis. *Journal of Child Psychology and Psychiatry, 52* (2), 139–147. http://doi.org/10.1111/j.1469-7610.2010.02309.x

Holtmann, M., Duketis, E., Poustka, L., Zepf, F.D., Poustka, F. & Bölte, S. (2010). *Bipolar disorder in children and adolescents in Germany: national trends in the rates of inpatients, 2000–2007. Bipolar Disorders, 12* (2), 155–163. http://doi.org/10.1111/j.1399-5618.2010.00794.x

Holtmann, M., Legenbauer, T. & Grasmann, D. (2017). *Wütend, traurig und gereizt. Informationen zu Störungen der Affektregulation für Betroffene, Eltern, Lehrer und Erzieher* (Ratgeber Kinder- und Jugendpsychotherapie). Göttingen: Hogrefe.

Horne, J.A. & Ostberg, O. (1976). A self-assessment questionnaire to determine morningness-eveningness in human circadian rhythms. *Chronobiology International, 4* (2), 97–110.

Hudziak, J.J., Althoff, R.R., Derks, E.M., Faraone, S.V. & Boomsma, D.I. (2005). Prevalence and genetic architecture of Child Behavior Checklist-juvenile bipolar disorder. *Biological Psychiatry, 58,* 562–568. http://doi.org/10.1016/j.biopsych.2005.03.024

Ihle, W., Groen, G., Walter, D., Esser, G. & Petermann, F. (2012). *Depression* (Leitfaden Kinder- und Jugendpsychotherapie, Bd. 16). Göttingen: Hogrefe.

Jucksch, V., Salbach-Andrae, H., Lenz, K., Goth, K., Döpfner, M., Poustka, F. et al. (2011). Severe affective and behavioural dysregulation is associated with significant psychosocial adversity and impairment. *Journal of Child Psychology and Psychiatry, 52* (6), 686–695. http://doi.org/10.1111/j.1469-7610.2010.02322.x

Kanfer, F. & Karoly, P. (1972). Self-control: a behavioristic excursion into the lion's den. *Behavior Therapy, 3,* 398–416. http://doi.org/10.1016/S0005-7894(72)80140-0

Kanfer, F. & Saslow, G. (1965). Behavioral analysis: An alternative to diagnostic classification. *Archives of General Psychiatry, 12,* 529–538. http://doi.org/10.1001/archpsyc.1965.01720360001001

Karoly, P. (1993). Mechanisms of self-regulation: A systems view. *Annual Review of Psychology, 40,* 23–52. http://doi.org/10.1146/annurev.ps.44.020193.000323

Keller, F., Grieb, J., Kölch, M. & Spröber, N. (2012). *CDRS-R. Children's Depression Rating Scale – Revised by E.O. Poznanski and H.B. Mokros. Deutsche Version.* Göttingen: Hogrefe.

Kim, P., Arizpe, J., Rosen, B.H., Razdan, V., Haring, C.T., Jenkins, S.E., Deveney, C.M., Brotman, M.A. Blair, J.R., Pine, D.S., Baker, C.I. & Leibenluft, E. (2013). Impaired fixation to eyes during facial emotion labelling in children with bipolar disorder or severe mood dysregulation. *Journal of Psychiatry and Neuroscience, 38,* 407–16. http://doi.org/10.1503/jpn.120232

Klein-Heßling, J. & Lohaus, A. (2012). *Stresspräventionstraining für Kinder im Grundschulalter* (3., aktual. und erw. Aufl.). Göttingen: Hogrefe.

Krieger, F.V., Pheula, G.F., Coelho, R., Zeni, T., Tramontina, S., Zeni, C.P. & Rohde, L.A. (2011). An open-label trial of risperidone in children and adolescents with severe mood dysregulation. *Journal of child and adolescent psychopharmacology, 21* (3), 237–243. http://doi.org/10.1089/cap.2010.0123

Krüger, S., Bräunig, P. & Shugar, G. (1997). *MSS – Manie-Selbstbeurteilungsskala.* Göttingen: Hogrefe. Beltz Test.

Laging, M. (2005). Assessment und Diagnostik in der sekundären Suchtprävention bei Jugendlichen. *Prävention, 1,* 9–12.

Lauth, G. & Heubeck, B. (2006). *Kompetenztraining für Eltern soziale auffälliger Kinder. KES*. Göttingen: Hogrefe.

Lazarus, R. & Folkman, S. (1984). *Stress, appraisal, and coping*. New York: Springer Publishing.

Lee, P., Niew, W., Yang, H., Chen, V. & Lin, K. (2012). A meta-analysis of behavioral parent training for children with attention deficit hyperactivity disorder. *Research in Developmental Disabilities, 33* (6), 2040–2049. http://doi.org/10.1016/j.ridd.2012.05.011

Legenbauer, T., Ball, A. & Holtmann, M. (2015). *Deutsche Übersetzung des K-SADS Moduls zur Erfassung der Severe Mood Dysregulation (SMD)*. Unveröffentlicht, Ruhr-Universität Bochum.

Legenbauer, T., Heiler, S., Holtmann, M., Fricke-Oerkermann, L. & Lehmkuhl, G. (2012). The affective storms of school children during night time: Do affective dysregulated school children show a specific pattern of sleep disturbances? *Journal of Neural Transmission, 119,* 989–998. http://doi.org/10.1007/s00702-012-0837-4

Lehmkuhl, G., Agache, A., Alfer, D., Fricke-Oerkermann, L., Tielsch, C., Mitschke, A., Schäfermeier, E. van der Stouwe, J. & Wiater, A. (2015). *Schlafinventar für Kinder und Jugendliche (SI-KJ)*. Göttingen: Hogrefe.

Lehmkuhl, G. & Holtmann, M. (2015): Aufmerksamkeitsdefizit/Hyperaktivitätsstörungen. In G. Lehmkuhl, F. Poustka, M. Holtmann & H. Steiner (Hrsg.), *Praxishandbuch Kinder- und Jugendpsychiatrie* (S. 149–167). Göttingen: Hogrefe.

Leibenluft, E. (2011). Severe mood dysregulation, irritability, and the diagnostic boundaries of bipolar disorder in youths. *American Journal of Psychiatry, 168* (2), 129–142. http://doi.org/10.1176/appi.ajp.2010.10050766

Leibenluft, E., Charney, D., Towbin, K., Bhangoo, R. & Pine, D. (2003). Defining clinical phenotypes of juvenile mania. *American Journal of Psychiatry, 160* (3), 430–437. http://doi.org/10.1176/appi.ajp.160.3.430

Lidzba, K., Christiansen, H. & Drechsler, R. (2013). *Conners 3® – Conners Skalen zu Aufmerksamkeit und Verhalten* – 3. Bern: Huber.

Linden, M. & Strauß, B. (Hrsg.). (2013). *Risiken und Nebenwirkungen von Psychotherapie*. Berlin: Medizinisch Wissenschaftliche Verlagsgesellschaft.

Lochman, J. & Wells, K. (2004). The Coping Power Program for preadolescent aggressive boys and their parents: Outcome effects at the 1 Year folllow-up. *Journal of Consulting and Clinical Psychology, 72* (4), 571–578. http://doi.org/10.1037/0022-006X.72.4.571

Lochman, J. E., Curry, J. F., Dane, H. & Ellis, M. (2001). The Anger Coping Program: An empirically-supported treatment for aggressive children. *Residential Treatment for Children & Youth, 18* (3), 63–73. http://doi.org/10.1300/J007v18n03_06

Mattejat, F. & Remschmidt, H. (2010). *MSR. Marburger Symptom Rating. Standardisiertes Elterninterview zur Erfassung psychopathologischer Auffälligkeiten von Kindern und Jugendlichen*. Bern: Huber.

Maxwill, J. & Heinrichs, N. (2013). Diagnostische Verfahren der Emotionsregulation. In T. In-Albon (Hrsg.), *Emotionsregulation und psychische Störungen im Kindes- und Jugendalter* (S. 44–64). Stuttgart: Kohlhammer.

Meichenbaum, D. (2003). *Intervention bei Stress: Anwendung und Wirkung des Stressimpfungstrainings* (2., rev. und erg. Aufl.). Bern: Huber.

Merod, R. (2013). *Dialektisch-behaviorale Therapie (DBT-A) mit Jugendlichen mit einer Persönlichkeitsstörung. Therapiemanual für Einzeltherapie und Skills-Training bei Borderline-Persönlichkeitsstörungen*. Tübingen: dgvt-Verlag.

Meyer, T. & Hautzinger, M. (2004). *Manisch depressive Störungen. Kognitiv-verhaltenstherapeutisches Behandlungsmanual.* Weinheim: Beltz PVU.

Mick, E., McGough, J., Loo, S., Doyle, A. E., Wozniak, J., Wilens, T. E., Smalley, S., McCracken, J., Biederman, J. & Faraone, S. V. (2011). Genome-wide association study of the child behavior checklist dysregulation profile. *Journal of the American Academy of Child & Adolescent Psychiatry, 50* (8), 807–817. http://dx.doi.org/10.1016/j.jaac.2011.05.001

Miller, W. & Rollnick, S. (2009). *Motivierende Gesprächsführung*. Freiburg/Breisgau: Lambertus.

Moreno, C., Laje, G., Blanco, C., Jiang, H., Schmidt, A. B. & Olfson, M. (2007). National trends in the outpatient diagnosis and treatment of bipolar disorder in youth. *Archives of General Psychiatry, 64,* 1032– 1039. http://doi.org/10.1001/archpsyc.64.9.1032

Naar-King, S. & Suarez, M. (2012). *Motivierende Gesprächsführung mit Jugendlichen und jungen Erwachsenen*. Weinheim: Beltz: PVU.

Neuhauser, H. K., Thamm, M., Ellert, U., Hense, H. W. & Rosario, A. S. (2011). Blood pressure percentiles by age and height from nonoverweight children and adolescents in Germany. *Pediatrics, 127* (4), e978–e988. http://dx.doi.org/10.1542/peds.2010-1290

Ochsner, K. N. (2008). The social-emotional processing stream: five core constructs and their translational potential for schizophrenia and beyond. *Biological Psychiatry, 64,* 48–61. http://doi.org/10.1016/j.biopsych.2008.04.024

Ogburn, K. M., Sanches, M., Williamson, D. E., Caetano, S. C., Olvera, R. L., Pliszka, S. et al. (2010). Family environment and pediatric major depressive disorders. *Psychopathology, 43* (5), 312–318. http://doi.org/10.1159/000319400

Pelham, W., Greiner, A. & Gnagy, E. (1992). *Children's summer treatment program manual*. Buffalo, NY: Comprehensive Treatment for Attention Disorders.

Petermann, F. (2012). *Wechsler Adult Intelligence Scale (WAIS-IV)* (Deutsche Ausgabe). Frankfurt: Pearson Assessment.

Petermann, F., Döpfner, M. & Görtz-Dorten, A. (2016). *Aggressiv-oppositionelles Verhalten im Kindesalter* (Leitfaden Kinder- und Jugendpsychotherapie, Bd. 3, 3., überarb. Aufl.). Göttingen: Hogrefe. http://doi.org/10.1026/02648-000

Petermann, F. & Petermann, U. (2011).*Wechsler Intelligence Scale for Children* (WISC-IV) (Deutsche Ausgabe). Frankfurt: Pearson Assessment.

Phillips, M. L., Ladouceur, C. D., Drevets, W. C. (2008). A neural model of voluntary and automatic emotion regulation: implications for understanding the pathophysiology and neurodevelopment of bipolar disorder. *Molecular Psychiatry, 829,* 833–857. http://doi.org/10.1038/mp.2008.65

Pliszka, S. R., Crismon, M. L., Hughes, C. W., Corners, C. K., Emslie, G. J., Jensen, P. S. & HYPERACTIVITY, P. O. C. A. D. (2006). The Texas Children's Medication Algorithm Project: revision of the algorithm for pharmacotherapy of attention-deficit/hyperactivity disorder. *Journal of the American Academy of Child & Adolescent Psychiatry, 45* (6), 642–657. http://doi.org/10.1097/01.chi.0000215326.51175.eb

Pokhrel, P., Sussman, S., Black, D. & Sun, P. (2011). Peer Group Self-Identification as a predictor of relational and physical aggression among high school students. *Journal of School Health, 80* (5), 249–258. http://doi.org/10.1111/j.1746-1561.2010.00498.x

Pössel, P., Horn, A., Seemann, S. & Hautzinger, M. (2004). *Trainingsprogramm zur Prävention von Depression bei Jugendlichen. LARS & LISA: Lust an realistischer Sicht und Leichtigkeit im sozialen Alltag*. Göttingen: Hogrefe.

Prasad, S., Harpin, V., Poole, L., Zeitlin, H., Jamdar, S. & Puvanendran, K. (2007). A multicentre, randomised, open-label study of atomoxetine compared with standard current therapy in UK children and adolescents with attention-deficit/hyperactivity disorder (ADHD). *Current medical research and opinion, 23* (2), 379–394. http://doi.org/10.1185/030079906X167309

Ravens-Sieverer, U. et al., The KIDSCREEN Group Europe. (Ed.). (2006). *The KIDSCREEN questionnaires. Quality of life questionnaires for children and adolescents.* Lengerich: Pabst Science Publishers.

Reinecker, H. (2004). Verhaltenstherapie. In W. Senf & M. Broda (Hrsg.), *Praxis der Psychotherapie. Ein integratives Lehrbuch.* (3., völlig neu bearb. Aufl., S. 260–308). Stuttgart: Thieme.

Remschmid, H., Schmidt, M. & Poustka, F. (2012). *Multiaxiales Klassifikationsschema für psychische Störungen des Kindes- und Jugendalters nach ICD-10 der WHO* (6., korr. Aufl.). Bern: Huber.

Resch, F., Fegert, J. & Buchmann, J. (2004). Grundzüge der Diagnostik. In C. Eggers, J. Fegert & F. Resch (Hrsg.), *Psychiatrie und Psychotherapie des Kindes- und Jugendalters* (S. 109–144). Berlin: Springer.

Resnick, R. J. (2000). *The hidden disorder: a clinician's guide to attention deficit hyperactivity disorder in adults.* American Psychological Association.

Rich, B. A., Grimley, M. E., Schmajuk, M., Blair, R. J. R. & Leibenluft, E. (2008). Face emotion labeling deficits in children with bipolar disorder and severe mood dysregulation. *Development and psychopathology, 20* (2), 529–546. http://doi.org/10.1017/S0954579408000266

Rich, B. A., Schmajuk, M., Perez-Edgar, K. E., Fox, N. A., Pine, D. S. & Leibenluft, E. (2007). Different psychophysiological and behavioral responses elicited by frustration in pediatric bipolar disorder and severe mood dysregulation. *American Journal of Psychiatry, 164,* 309–317.

Ronen, T. & Rihs, T. (2000). *Kognitive Verhaltenstherapie mit Kindern. Wege zur Selbstkontrolle bei Störungen der sozialen und emotionalen Entwicklung.* Bern: Huber.

Rothärmel, S., Wolfslast, G. & Fegert, J. (1999). Informed consent, ein kinderfeindliches Konzept? Von der Benachteiligung minderjähriger Patienten durch das informed consent-Konzept am Beispiel der Kinder- und Jugendpsychiatrie. *Medizinrecht, 17* (7), 293–298.

Rybak, Y. E., McNeely, H. E., Mackenzie, B. E., Jain, U. R. & Levitan, R. D. (2006). An open trial of light therapy in adult attention-deficit/hyperactivity disorder. *Journal of Clinical Psychiatry, 67* (10), 1527–1535. http://doi.org/10.4088/JCP.v67n1006

Schaub, A., Bernhard, B. & Gauck, L. (2004). *Kognitiv-psychoedukative Therapie bei bipolaren Erkrankungen. Ein Therapiemanual.* Göttingen: Hogrefe.

Schlarb, A. (2012). *Praxisbuch KVT mit Kindern und Jugendlichen. Störungsspezifische Strategien und Leitfäden.* Weinheim: Beltz PVU.

Schlarb, A. & Stavemann, H. (2011). *Einführung in die KVT mit Kindern und Jugendlichen. Grundlagen und Methodik.* Weinheim: Beltz.

Schneider, S., Unnewehr, S. & Margraf, J. (Hrsg.). (2009). *Kinder-DIPS für DSM-IV-TR. Diagnostisches Interview bei psychischen Störungen im Kindes- und Jugendalter* (2., erweiterte und vollständig überarbeitete Auflage). Heidelberg: Springer.

Scott, E., Hermens, D., Naismith, S., Guastella, A., De Regt, T., White, D. et al. (2013). Distinguishing young people with emerging bipolar disorders from those with unipolar depression. *Journal of Affective Disorders, 144* (3), 208–215. http://doi.org/10.1016/j.jad.2012.06.031

Shaw, P., Stringaris, A., Nigg, J. & Leibenluft, E. (2014). Emotion dysregulation in attention deficit hyperactivity disorder. *American Journal of Psychiatry, 171,* 276–93. http://doi.org/10.1176/appi.ajp.2013.13070966

Sidor, M. M. & MacQueen, G. M. (2010). Antidepressants for the acute treatment of bipolar depression: a systematic review and meta-analysis. *The Journal of clinical psychiatry, 72* (2), 156–167. http://doi.org/10.4088/JCP.09r05385gre

Skirrow, C., McLoughlin, G., Kuntsi, J. & Asherson, P. (2009). Behavioral, neurocognitive and treatment overlap between attention-deficit/hyperactivity disorder and mood instability. *Expert Review of Neurotherapeutics, 9*, 489–503. http://doi.org/10.1586/ern.09.2

Soutullo, C.A., DelBello, M.P., Ochsner, J.E., McElroy, S.L., Taylor, S.A., Strakowski, S.M. & Keck, P.E., Jr. (2002). Severity of bipolarity in hospitalized manic adolescents with history of stimulant or antidepressant treatment. *Journal of Affective Disorders, 70,* 323–327. http://doi.org/10.1016/S0165-0327(01)00336-6

Sparks, G.M., Axelson, D.A., Yu, H., Ha, W., Ballester, J., Diler, R.S., et al. (2014). Disruptive mood dysregulation disorder and chronic irritability in youth at familial risk for bipolar disorder. *Journal of the American Academy of Child & Adolescent Psychiatry, 53* (4), 408–416. http://doi.org/10.1016/j.jaac.2013.12.026

Stadler, C. (2014). Störungen des Sozialverhaltens. *Zeitschrift für Kinder- und Jugendpsychiatrie und Psychotherapie, 42,* 177–184. http://doi.org/10.1024/1422-4917/a000287

Stiensmeier-Pelster, J., Braune-Krickau, M., Schürmann, M. & Duda, K. (2014). *DIKJ. Depressionsinventar für Kinder und Jugendliche* (3., überarb. und neu norm. Aufl.). Göttingen: Hogrefe.

Stringaris, A., Cohen, P., Pine, D.S. & Leibenluft, E. (2009). Adult outcomes of youth irritability: a 20-year prospective community-based study. *American Journal of Psychiatry, 166,* 1048–1054. http://doi.org/10.1176/appi.ajp.2009.08121849

Stringaris, A. & Goodman, R. (2009). Three dimensions of oppositionality in youth. *Journal of Child Psychology and Psychiatry, 50* (3), 216–223. http://doi.org/10.1111/j.1469-7610. Kapitel 6 2008.01989.x

Stringaris, A., Goodman, R., Ferdinando, S., Razdan, V., Muhrer, E., Leibenluft, E., Brotman, M.A. (2012). The Affective Reactivity Index: a concise irritability scale for clinical and research settings. *Journal of Child Psychology and Psychiatry, 53,* 1109–1117. http://doi.org/10.1111/j.1469-7610.2012.02561.x

Sulz, S. (2009). *Verhaltensdiagnostik und Fallkonzeption. Problemanalyse, Zielanalyse, Therapieplan*. München: CIP-Medien.

Terman, M. & Terman, J.S. (2005). Light therapy. In M.H. Kryger, T. Roth & W.C. Dement (Eds.), *Principles and practice of sleep medicine* (4th ed., pp. 1424–1442). Philadelphia, PA: Elsevier.

Tillman, R. & Geller, B. (2006). Controlled study of switching from attention-deficit/hyperactivity disorder to a prepubertal and early adolescent bipolar I disorder phenotype during 6-year prospective follow-up: rate, risk, and predictors. *Developmental Psychopathology, 18,* 1037–1053.

Ubben, B. (2010). *Planungsleitfaden Verhaltenstherapie: Sitzungsaufbau, Probatorik, Bericht an den Gutachter*. Weinheim: Beltz PVU.

Uran, P. & Kılıç, B.G. (2015). Comparison of neuropsychological performances and behavioral patterns of children with attention deficit hyperactivity disorder and severe mood dysregulation. *European Child and Adolescent Psychiatry, 24,* 21–30. http://doi.org/10.1007/s00787-014-0529-8

van der Heijden, K.B., Smits, M.G., van Someren, E.J., Ridderinkhof, K.R. & Gunning, W.B. (2007). Effect of melatonin on sleep, behavior, and cognition in ADHD and chronic sleep-onset insomnia. *Journal of the American Academy of Child and Adolescent Psychiatry, 46,* 233–241.

van Geijlswijk, I.M., Korzilius, H.P.L.M. & Smits, M.G. (2010). The use of exogenous melatonin in delayed sleep phase disorder: a meta-analysis. *Sleep, 33,* 1605–1614.

van Geijlswijk, I.M., Mol, R.H., Egberts, T.C. & Smits, M.G. (2011). Evaluation of sleep, puberty and mental health in children with long-term melatonin treatment for chronic idiopathic childhood sleep onset insomnia. *Psychopharmacology (Berl.), 216* (1), 111–120. http://doi.org/10.1007/s00213-011-2202-y

Warnke, A. & Riederer, C. (2013). Attention deficit-hyperactivity disorder: An illustrated historical overview. World Federation of ADHD http://www.cpo-media.net/ADHD/History/HTML

Waxmonsky, J., Pelham, W.E., Gnagy, E., Cummings, M.R., O'Connor, B., Majumdar, A. et al. (2008). The efficacy and tolerability of methylphenidate and behavior modification in children with attention-deficit/hyperactivity disorder and severe mood dysregulation. *Journal of Child and Adolescent Psychopharmacology, 18* (6), 573–588. http://doi.org/10.1089/cap.2008.065

Waxmonsky, J., Wymbs, F., Pariseau, M., Belin, P., Waschbusch, D., Baboscai, L. et al. (2013). A novel group therapy for children with ADHD and severe mood dysregulation. *Journal of Attention Disorders, 17* (6), 527–541. http://doi.org/10.1177/1087054711433423

Wehmeier, P.M., Schacht, A., Lehmann, M., Dittmann, R.W., Silva, S.G. & March, J.S. (2008). Emotional well-being in children and adolescents treated with atomoxetine for attention-deficit/hyperactivity disorder: findings from a patient, parent and physician perspective using items from the pediatric adverse event rating scale (PAERS). *Child Adolescent Psychiatry and Mental Health, 2* (1), 11. http://doi.org/10.1186/1753-2000-2-11

Weimer, K., Gulewitsch, M.D., Schlarb, A.A., Schwille-Kiuntke, J., Klosterhalfen, S. & Enck, P. (2013). Placebo effects in children: a review. *Pediatric Research, 74,* 96–102. http://doi.org/10.1038/pr.2013.66

Weiss, M.D., Wasdell, M.B., Bomben, M.M., Rea, K.J. & Freeman, R.D. (2006). Sleep hygiene and melatonin treatment for children and adolescents with ADHD and initial insomnia. *Journal of the American Academy of Child & Adolescent Psychiatry, 45* (5), 512–519. http://doi.org/10.1097/01

Wettstein, A. (2008). *BASYS. Beobachtungssystem zur Analyse aggressiven Verhaltens in schulischen Settings.* Bern: Huber.

Winter, S., Wiegard, A., Welke, M. & Lehmkuhl, U. (2005). Evaluation mit der Psychotherapie Basisdokumentation für Kinder und Jugendliche: Psy-BaDo-KJ. *Zeitschrift für Kinder- und Jugendpsychiatrie und Psychotherapie, 33* (2), 113–122. http://doi.org/10.1024/1422-4917.33.2.113

Zwi, M., Jones, H., Thorgaard, C., York, A. & Dennis, J. (2011). Parent training interventions for Attention Deficit Hyperactivity Disorder (ADHS) in children aged 5 to 18 years. *Cochrane Database of Systematic Reviews, 2011* (12), [CD003018]. http://doi.org/10.1002/14651858.CD003018.pub3